AF819163

Zukunft Pflegesachverständige

Weiterbildung für engagierte Pflegefachkräfte

Imprint
Zukunft Pflegesachverständige
Weiterbildung für engagierte Pflegefachkräfte

Texte: © Copyright by Nico Michaelis
Umschlaggestaltung: © Copyright by First Europe Education (FEE) LTD
Kontaktadresse nach EU-Produktsicherheitsverordnung: michaelis1304@gmail.com

Verlag
First Europe Education (FEE) LTD
Great Ancoats Street 132-134
Unit 620
Manchester M4 6DE
United Kingdom
Internet: www.fe-education.eu
E-Mail: edu@fe-education.eu

Druck und Distribution im Auftrag des Autors
tredition GmbH , Heinz-Beusen-Stieg 5, 22926 Ahrensburg

Achtung
Dieses Werk einschließlich aller darin enthaltenen Teile unterliegt dem Urheberrechtsschutz. Alle Rechte vorbehalten.

Warnhinweis
Verlag und Autor übernehmen keinerlei Haftung für etwaige schädliche Folgen, die direkt oder indirekt aus Informationen in diesem Buch entstehen.

Einleitung

Die Tätigkeit eines Sachverständigen stellt in vielen Fachgebieten eine anspruchsvolle und verantwortungsvolle Aufgabe dar. Insbesondere im Bereich der Pflegebegutachtung sind fundiertes Wissen, methodische Präzision und ein tiefes Verständnis sowohl für rechtliche Rahmenbedingungen als auch für die individuelle Situation der zu begutachtenden Person unerlässlich.

Hier setzt genau das Buch an. Es bietet eine umfassende Einführung in eben jene anspruchsvolle Tätigkeit, fokussiert auf den spezifischen Kontext der Pflege. Ziel ist es, angehende und praktizierende Sachverständige in der Pflege umfassend auf ihre vielseitigen Aufgaben vorzubereiten. Dabei werden wir nicht nur die allgemeinen Anforderungen beleuchten, die für die Erstellung überzeugender Gutachten maßgeblich sind, sondern auch detailliert auf die spezifischen rechtlichen, methodischen und praktischen Aspekte eingehen, die die Begutachtung im Pflegebereich prägen.

Das Kapitel spannt den Bogen von den grundlegenden Kriterien, die ein qualitativ hochwertiges und überzeugendes Gutachten auszeichnen, über essenzielle Aspekte der Arbeitsorganisation und die relevanten rechtlichen Rahmenbedingungen, einschließlich der Abrechnung und des Urheberrechts. Der Schwerpunkt liegt jedoch auf der spezifischen Praxis der Pflegebegutachtung. Wir werden die notwendigen Voraussetzungen für diese Tätigkeit erörtern, den Prozess der Gutachtenerstellung von der Vorbereitung über den Hausbesuch bis zur Dokumentation nachzeichnen, und ein grundlegendes Verständnis des Pflegeversicherungsgesetzes (SGB XI) sowie relevanter Konzepte wie Pflegeassessment vermitteln. Des Weiteren werden wir praktische Instrumente wie Pflegetagebücher behandeln, die besonderen Herausforderungen bei der Erfassung der tatsächlichen Alltagssituation, insbesondere bei kognitiven Einschränkungen, diskutieren, und auf strittige Kriterien sowie die maßgeblichen Pflegebedürftigkeits-Richtlinien (PflRi) eingehen.

Indem wir sowohl die theoretischen Grundlagen guter Gutachten als auch die spezifischen Herausforderungen und Methoden der Pflegebegutachtung praxisnah vermitteln, soll dieses Kapitel eine wertvolle Orientierung und Rüstzeug für eine professionelle und überzeugende Sachverständigentätigkeit in diesem wichtigen Feld bieten.

Der Sachverständige in der Pflege

Randnotiz:

Zunächst erhalten Sie einen allgemeinen Überblick darüber, welche Voraussetzungen nötig und welche formalen Aspekte zu beachten sind, wenn man als selbständiger Sachverständiger im Pflegebereich tätig sein will. Ferner erfahren Sie, wie bei der Gutachtenerstellung allgemein vorzugehen ist. Darüber hinaus wird Ihnen vermittelt, welche juristische Fragestellungen bei der Selbständigkeit, vor allem bei der Wahl der Unternehmensform, zu beachten sind, wann es sich bei der Gutachtenerstellung um eine Nebentätigkeit handelt und welche Steuerform un-ter welchen Umständen empfehlenswert ist. Sie erhalten zudem einen Ein-blick in die entsprechenden finanziellen Gesichtspunkte und in die berufsständische Interessenvertretung. Schließlich werden Sie über die Tätigkeit als angestellter Sachverständiger informiert. Sie erfahren weiterhin welche Probleme bei der Gutachtenerstellung auftreten können. Zudem wird Ihnen ein Überblick über das Pflegeversicherungsgesetz und den Themen Pflegeassessment und Pflegediagnose gegeben. Dann wird auf die Begut-achtung selbst eingegangen. Erst erfahren Sie etwas über die Gliederung eines Gutachtens, dann über die anrechenbaren Verrichtungen und den Hilfebedarf. Außerdem erhalten Sie Tipps, auf was Sie beim Hausbesuch achten sollen und wie Demente und psychisch Kranke bei der Pflegeversicherung berücksichtigt werden können. Aber auch welche Umstände oder Faktoren als erschwerend und erleichternd in der Pflege angesehen werden, erfahren Sie. Außerdem sehen Sie, wie ein Formulargutachten zur Beurteilung der Pflegebedürftigkeit gemäß SGB XI aussieht und Sie erhalten Erläuterungen zu diesem Formular. Anschließend erfahren Sie, wie die Einstufung erfolgt, wie ein Widerspruch eingelegt wird und die Kassen mit diesem verfahren.

Es wird dann darauf eingegangen, dass bei einem Pflegebedürftigen sehr unterschiedliche Gutachten erstellt werden können und welche Gründe es dafür gibt. Schließlich werden für Sie die möglichen Konsequenzen diskutiert. Sie können zudem eine Pflegebedarfsermittlung eines Gutachters, eine Beschreibung eines Tagesablaufes und eine Eigendokumentation einer be-troffenen Mutter als Pflegende nachlesen.

Die Erstellung pflegerischer Gutachten ist eine selbständige Arbeit, deren Ausführung und der Umgang mit den sich daraus ergebenden Einkünften werden ausführlich im Einkommenssteuergesetz behandelt wird.

VORAUSSETZUNGEN

Randnotiz:

Für Sachverständige, die von ihrem Grundberuf her nicht zu den freien Berufen wie Arzt, Jurist, Journalist, Psychologe gerechnet werden, muss die Gewerbeordnung GewO und in diesem Zusammenhang vor allem der § 36 angewandt werden. Allerdings steht hierin wenig über die erforderlichen Qualifikationen.

FACHLICHE VORAUSSETZUNGEN

Die rudimentären gesetzlichen Grundlagen wurden durch die aktuelle Rechtssprechung mit folgenden Merkmalen ergänzt:

- überdurchschnittliche Berufsqualifikation
- entsprechende Erfahrungen
- Gelegenheit der Nutzung spezieller Einrichtungen, falls diese zur Gutachtenerstellung gebraucht werden.

Bezogen auf den pflegerischen Gutachter heißt das folgendes: Der Gutachter sollte breite pflegerische Fachkenntnisse in der Versorgung entsprechender Patienten aufweisen. Darüber hinaus sollte er die adäquaten Vergütungen einschätzen können. Vorteilhaft wären auch Kenntnisse über Pflegezeitermittlung und jeweils aktuelle Vergütungsmodalitäten.

Um einschätzen zu können, wie man sich dafür weiterbildet beziehungsweise welche Zusatzqualifikationen dafür nötig sind, müssen folgende Aspekte der Gutachtenerstellung berücksichtigt werden:

- Pflegepersonen, die sich für Leitungsaufgaben weitergebildet haben, sind vermutlich fähig, Fragen wie Vergütungen, Pflegesätze und so weiter gut zu bearbeiten.
- Die Erstellung eines Gutachtens kann zu einem hohen Anteil als Beziehungsarbeit angesehen werden. Zunächst einmal im direkten Umgang mit dem zu Begutachtenden, also dem Patienten, Klienten, Mandanten oder welche Bezeichnung auch immer man verwendet. Zum anderen im Umgang mit dessen/deren Angehörigen, die normalerweise eine große Rolle in der jeweiligen Pflege- und Betreuungsarbeit einnehmen.
- Bei einem großen Teil der Gutachtenerstellung im Bereich Pflege und Betreuung handelt es sich auch um wissenschaftliches Arbeiten. Es muss Literatur zu den Fällen studiert werden

Randnotiz:

oder direkt der Pflegebedarf ermittelt werden. In beiden Fällen hat sich eine wissenschaftliche Ausbildung im Rahmen der Pflegeforschung als nützlich erwiesen.

Im Idealfall würde es sich bei einem pflegerischen Sachverständigen um eine erfahrene, mit breitem Fachwissen ausgestattete Pflegeperson handeln, die ökonomische, beraterisch-therapeutische und wissenschaftliche Zusatzqualifikationen hat. In der Regel sind Menschen, die all diese genannten Fähigkeiten aufweisen, äußerst selten.

In der Praxis werden sich gutachterlich tätige Pflegekräfte vor allem mit dem Aspekt beschäftigen, der ihnen persönlich und von ihrer Ausbildung her am nächsten liegt.

Ein Gutachter, der das Gefühl hat, in einen der so genannten Bereiche nicht ausreichend qualifiziert zu sein, hat die Möglichkeit einen Dritten hinzuzuziehen. Das Bundesverwaltungsgericht bestätigte 1994, dass ein Sachverständiger Hilfskräfte hinzuziehen darf. Dennoch ist er aber voll und persönlich für das Gutachten verantwortlich. Wie der Gutachter zu den erforderlichen Kenntnissen kommt, und in welchem Maße er für seine Begutachtung Hilfskräfte beschäftigt, ist seine Sache.

Grundlagen für eine gutachterspezifische Weiterbildung für Pflegekräfte erhält man am ehesten während entsprechend ausgerichteten Studiengängen wie beispielsweise dem Studiengang der Pflegewissenschaft. Es gibt auch Grundlagenseminare für Gutachtertätigkeiten von den Fachverbänden, die sich aber in ihren fachpraktischen Anteilen eher an Bereiche wie Bauwirtschaft und/oder Kraftfahrzeugwesen orientieren. Fachpraktisch sinnvoll ist noch die innerbetriebliche Fortbildung entsprechender Institutionen wie die des Medizinischen Dienstes der Krankenkassen, abgekürzt MDK.

PERSÖNLICHE VORAUSSETZUNGEN

Neben den fachlichen gibt es vom Gesetzgeber und von Fachverbänden auch grundlegende persönliche Anforderungen an Sachverständige und solche, die es werden wollen. Eine Voraussetzung ist, dass ein Gutachter eine gewisse Lebenserfahrung aufweist, aber nicht älter als 65 Jahre sein sollte. Außerdem sollte er nicht vorbestraft sein und in geordneten finanziellen Verhältnissen leben. Die letzt genannte Anforderung dient vor allem dazu die Erstellung so genannter "Gefälligkeitsgutachten" zu verhindern.

Randnotiz:

Zudem ist es zurzeit noch so, dass freie pflegerische Gutachtertätigkeit in der Regel eine Nebentätigkeit ist. Entscheidend ist, dass der/die Sachverständige seine Arbeitszeit flexibel gestalten kann. Dies ist beispielsweise bei Pflegedienstleistungen und/oder Unterrichtenden eher möglich als bei einer fest in einem Stationsrhythmus mit Schichtdienst eingeplanten Pflegekraft.

FORMALE ASPEKTE

Der freie Sachverständige, der pflegerische Gutachten wie Pflegebedarfsermittlungen erstellt, wird vor allem Gutachten im Privatauftrag erstellen. Dabei muss er sich um die finanziellen Aspekte und um eine eventuelle vertragliche Absicherung kümmern. Wenn er dagegen von einer öffentlichen Stelle wie einem Landgericht oder einer Sozialbehörde zur Gutachterstellung aufgefordert wird, was aber wesentlich seltener geschieht, muss er sich darum nicht kümmern.

Zudem ist es nötig, gerade bei der Bestellung durch Privatpersonen als Sachverständige eine streng neutrale Haltung einzunehmen. Häufig ist dies gerade angesichts des Schicksals beispielsweise schwerst mehrfach behinderter Kinder nicht einfach.

Ratsam ist es, sich soweit es irgend geht, an Fakten, also Zahlen und wissenschaftliche Untersuchungsergebnisse zu orientieren. Sobald nämlich nur die Spur von Subjektivität in den Ausführungen angenommen wird, besteht die Gefahr, dass das Gutachten als Gefälligkeitsgutachten angesehen wird.

GUTACHTENERSTELLUNG

Hier sollte der Grundsatz beachtet werden: Eine gute Vorbereitung ist die halbe Arbeit. Deshalb ist die Vorbereitung wesentlich aufwändiger als die eigentliche Gutachtenerstellung, die letztendlich eher Büroorganisation, Schreibtechnik und so weiter ist.

Nachfolgend werden die wesentlichen Aspekte der Vorbereitung eines pflegerischen Gutachtens dargestellt.

MATERIALSICHTUNG – VORGUTACHTEN – LITERATURSTUDIUM

Randnotiz:

Grundsätzlich wird bei der Erstellung eines pflegerischen Gutachtens die Lebenssituation mindestens eines Menschen und eventuell notwendiger Hilfen zu beurteilen sein. Deshalb muss sich der Sachverständige ein möglichst umfassendes und lückenloses Bild von der Lebenssituation der begutachteten Person machen.

In aller Regel ist, wenn ein pflegerischer Gutachter hinzugezogen wird, schon eine Fülle von Material, Vorgutachten und so weiter vorhanden. Es ist unbedingt erforderlich, diese Aufzeichnungen gründlich zu studieren. Zunächst muss zudem entschieden werden: Erst Studium der vorhandenen Unterlagen oder erst Hausbesuch? Wenn ein Sachverständiger befürchtet, das Studium der vorhandenen Unterlagen könnte ihn zu einer Vor-Beurteilung verleiten, sollte er den Hausbesuch zuerst durchführen und die Unterlagen ergänzend studieren. Es handelt sich dabei meistens um Aufzeichnungen der Betroffenen. Diese können, wenn sie entsprechend den gängigen Dokumentationsregeln verfasst wurden, durchaus in das Gutachten eingebunden werden und wichtig für die Beurteilung der Lebenssituation sein. Ein Hausbesuch, in Ausnahmefällen auch mehrere, dauert oft nur einige, meist drei bis vier Stunden, die vorhandenen Aufzeichnungen umfassen dagegen längere Zeiträume. Gibt es dagegen nur wenige solcher Materialien, ist es sowohl aus juristischer als auch aus pädagogischer Sicht empfehlenswert, die Betroffenen beziehungsweise ihre Angehörigen zu einer solchen Dokumentation zu motivieren.

Bei den Vorgutachten kann der Sachverständige auf Termini aus den verschiedenen Fachdisziplinen treffen. In Fällen, in denen ein pflegerischer Sachverständiger hinzugezogen wird, werden die Vorgutachten normalerweise von Medizinern und Juristen verfasst worden sein. Manchmal werden auch Vorgutachten von Gewerkschaftssekretären verfasst, wenn die Vergütung von Personen festgelegt werden soll, die bei der Betreuung helfen sollen. Der pflegerische Sachverständige muss also nicht nur ausgezeichnete pflegerische Fachkenntnisse, sondern auch Grundkenntnisse in den erwähnten Fachdisziplinen haben. Medizinische Basiskenntnisse wird der pflegerische Sachverständige sicherlich aufweisen können, juristische Fachkenntnisse, vor allem in Haftungs-, Arbeits- und Sozialrecht wird er sich aber erst aneignen müssen.

Randnotiz:

Ratsam ist es die Vorgutachten lediglich zum Erkennen und Sammeln von Fakten zu nutzen. Auf keinen Fall sollten Sie versuchen, dem Vorgutachter Fehler nachzuweisen. Nehmen Sie einfach an, jeder Vorgutachter beurteilt die Situation so gut, wie es ihm möglich ist.

Es ist möglich, dass das Literaturstudium vielfältig und umfassend sein muss. Trotz vorhandener guter Kenntnisse des Fachbereiches kann es nötig sein, sich mit Detailfragen beschäftigen zu müssen, zu denen es noch wenig publiziertes Material gibt. Ein Sachverständiger sollte in jedem Fall Zugang zu einer Universitätsbibliothek haben. Vor allem wenn an der Universität die für ihn relevanten Fachbereiche vorhanden sind. Neben der in wissenschaftlichen Bibliotheken vorhandenen Literatur gibt es dort auch in der Regel den Service der Literaturrecherche über Datenbanken.

Manchmal kann es passieren, dass auf eine Literaturrecherche nur fremdsprachige Fachliteratur geliefert werden kann. Der Sachverständige muss dann entweder entsprechende Kenntnisse in den gängigen Fremdsprachen – meist englisch oder französisch – aufweisen oder es sich von entsprechend qualifizierten Personen übersetzen lassen.

HAUSBESUCHE

In einigen Fachdisziplinen kann es normal und üblich sein, keine Hausbesuche zu machen und nur nach Aktenlage zu beurteilen, oder die Betroffenen zu sich kommen zu lassen. Ein pflegerisches Gutachten kann jedoch nur angemessen sein, wenn es die konkrete Lebenssituation der Betroffenen zugrunde legt. Deshalb geht es nicht ohne Hausbesuche. Diese sind damit Routine.

Für den Betroffenen beziehungsweise seinen Angehörigen ist der Hausbesuch eines Sachverständigen in jedem Fall eine besondere Situation. Seien Sie deshalb als Gutachter entsprechend geduldig und sensibel. Möglicherweise ist es für die Betroffenen schwierig, sich mit der Anwesenheit des Sachverständigen abzufinden, da die Intimsphäre, das Schamgefühl und so weiter berührt werden.

Mit Hilfe eines Hausbesuches kann der Sachverständige insbesondere die Frage nach dem pflegerischen Aufwand und den Hilfsnotwendigkeiten beantworten: Bei der Frage des pflegerischen Aufwandes muss sowohl auf die notwendige Zeit als auch auf die praktische Tätigkeit und die dafür notwendigen Fachkenntnisse eingegangen werden. Er kann aber auch finden, dass ein Mehraufwand wegen der Fort- und Weiterbildung der Betreuer nötig ist.

Randnotiz:

Vor allem aufgrund der Zeitmessungen kann der Sachverständige Selbständigkeit oder Unselbständigkeit in den verschiedenen Lebensbereichen einschätzen.

Ist nun wenig Dokumentation von Seiten der Betroffenen beziehungsweise der Angehörigen vorhanden, so kann der Hausbesuch dazu genutzt werden, auf die Notwendigkeit solcher Dokumentation hinzuweisen und die Betroffenen verstärkt um ihre Mitwirkung zu bitten.

Auf keinen Fall sollte ein Hausbesuch unangemeldet gemacht werden. Falls noch jemand zur Unterstützung mitgebracht wird, weisen Sie am besten im Voraus darauf hin. Auch der Zeitrahmen für den Besuch sollte den Betroffenen genannt werden.

Um verlässliche Zahlen zu erhalten, müssen wesentliche Lebensbereiche begutachtet werden. Empfehlenswert ist deshalb, den Hausbesuch nach Absprache so zu legen, dass der Sachverständige eine Mahlzeit inklusive Vorbereitung und eventuell Maßnahmen der Körperpflege miterlebt.

EIGENE FESTSTELLUNGEN UND EINSCHÄTZUNGEN DOKUMENTIEREN

Eine Dokumentation sollte zeitnah erfolgen. Der Sachverständige sollte also wenigstens seine fachlichen Feststellungen während des Hausbesuches stichwortartig festhalten. Auf welche Weise – Block und Stift oder Diktaphon – ist ihm selbst überlassen. Seine Dokumentation sollte alle wesentlichen Fakten enthalten, da telefonische Nachfragen oft umständlich sind.

Die Einschätzungen, die aufgrund der Ermittlungen gemacht werden können, sollten nach dem Hausbesuch in Ruhe vorgenommen werden.

Es ist empfehlenswert, diese Einschätzungen vor der endgültigen Fertigstellung des Gutachtens mit den Betroffenen beziehungsweise Angehörigen zu besprechen. Dann können auch noch Ergänzungen vorgenommen werden.

Dokumentationsregeln

Was ist nun bei der Dokumentation zu beachten? Folgende Regeln sollten unbedingt eingehalten werden:

Randnotiz:

Vollständigkeit	Beschreibung auch nicht pathologischer Normalbefunde
Lesbarkeit und Eindeutigkeit	Zahlenangaben machen. Keine oder nur definierte Abkürzungen verwenden.
Vertretbarer Aufwand	Berücksichtigung materieller und personeller Ressourcen
Folgerichtigkeit	Chronologisch korrekt dokumentieren; logische Zusammenhänge sichtbar machen
Prioritäten setzen	Langfristige wichtige Angaben von solchen mit kurzfristiger Bedeutung unterscheiden
Überschaubarkeit	Wesentliches muss rasch deutlich werden
Nachvollziehbarkeit	Der/die nachfolgende Kollege/Kollegin muss das Dokumentierte in gleicher Weise verstehen können
Einheitlichkeit	Einheitlichkeit der Dokumentation sollte das Ziel sein

Abbildung 18: Dokumentationsregeln

EINSATZ VON HILFSKRÄFTEN

Ein Einsatz von Hilfskräften ist – wie oben erwähnt – ausdrücklich gestattet. Je nach Fragestellung ist es möglich, dass die Hilfskräfte selbständige Tätigkeiten im Rahmen der Gutachtenerstellung übernehmen.

Jedoch muss der beauftragte Sachverständige für das gesamte Gutachten, also auch für die von Hilfskräften erstellten Teile die Verantwortung tragen. Dementsprechend sollten Sie sich als Gutachter vergewissern, ob Ihre Helfer die notwendige Qualifikation aufweisen.

Da auch eine pflegerisch gut qualifizierte Fachkraft nie sämtliche Aspekte kennen kann, wird es immer wieder vor allem bei der Frage anzuschaffender Hilfsmittel nötig sein, kompetente Helfer miteinzubeziehen. Auch bei der Frage der Arbeitssicherheit beziehungsweise des häuslichen Unfallschutzes wird ein Sachverständiger eventuell den Rat Dritter brauchen.

Sind Hilfskräfte so qualifiziert, dass sie im Prinzip selbst dazu in der Lage wären, Gutachten zu erstellen, dann können sie auch beispielsweise einen selbständigen Hausbesuch durchführen.

JURISTISCHE FRAGESTELLUNGEN

Randnotiz:

Ein Sachverständiger, der nicht die gesetzlich vorgeschriebene Sorgfaltspflicht einhält, kann viele Gesetze – BGB, StGB und viele andere – verletzen. Hier können aber nur die wichtigsten, für die direkte Tätigkeit notwendigen juristischen Rahmenbedingungen erläutert werden.

UNTERNEHMENSFORMEN

FREIBERUFLICHE TÄTIGKEIT ODER GEWERBE?

Um diese Frage zu klären, ist es nötig, sich mit der Gewerbeordnung, abgekürzt GewO zu befassen. In dieser steht, was aus Sicht des Gesetzgebers ein freier Beruf ist und welche anderen Tätigkeiten diesem gleichzustellen sind. Das Gesetz klärt nicht alle Einzelfälle, aber neben den freien Berufen wie Ärzten, Juristen, Journalisten und Psychologen dürfen sich alle diejenigen als Freiberufler bezeichnen, die hauptsächlich beraten, erziehen und/ oder Vorträge halten. Wegen dieser sehr unkonkreten Beschreibung ist vor allem für den pflegerischen Sachverständigen eine Reihe von Variationen möglich.

Beispiel:

1. Krankenpfleger R. hat einen ambulanten Pflegedienst aufgezogen. Dieser ist im Sinne der GewO meldepflichtig und es bietet sich deshalb an auch die Sachverständigentätigkeit als Gewerbe laufen zu lassen. In der Gewerbeerlaubnis ist nur der Zusatz "freier Sachverständiger für Pflege und Betreuung" dafür nötig.
2. Frau K., die von Beruf Krankenschwester und Sozialpädagogin ist, arbeitet 16 Wochenstunden als Krankenpflegerin bei einem Träger der freien Wohlfahrtspflege. Die restliche Zeit der tariflich abgestimmten Arbeitszeit erstellt sie Gutachten. Weil nun der Zeitaufwand für die Sachverständigentätigkeit höher ist als für ihr Angestelltenverhältnis, braucht sie eine Zulassung nach GewO.
3. Herr S. verbringt 30 Wochenarbeitsstunden als Krankenpfleger in einer Rehabilitationseinrichtung für Behinderte und erhält in größeren Zeitabständen, so 2- bis 3-mal jährlich, den Auftrag pflegerische Gutachten zu erstellen.

Randnotiz:

Herr S. braucht eine Zulassung nach GewO, weil sein Grundberuf ganz eindeutig nicht zu den freien Berufen gehört und diesen auch nicht gleichzusetzen ist.

4. Wäre Herr S. auch noch Diplom-Pädagoge, Diplom-Sozialarbeiter oder ähnliches wäre er von dieser Regelung nicht betroffen, da wenigstens Teile seiner Grundqualifikation den freien Berufen gleichgestellt werden können.

Es gibt gerade in diesem noch sehr jungen Berufsfeld der freien Sachverständigen teilweise sehr exotische Berufskombinationen. Es empfiehlt sich deshalb, sich einer berufsständischen Interessenvertretung, einem Berufsverband, anzuschließen, um sich ergebende Fragen beantworten lassen zu können.

Kann ein Sachverständiger nach Prüfung aller Maßgaben zwischen Gewerbeanmeldung und freiberuflicher Tätigkeit wählen, so ist aus steuerrechtlicher Sicht letztere die günstigere.

BEACHTENSWERTES BEI NEBENTÄTIGKEIT ODER SELBSTÄNDIGER ARBEIT

Wann handelt es sich um eine Nebentätigkeit?

Um nebenberuflich tätig sein zu können, muss man einen Hauptberuf haben. Das Verhältnis von Haupt- und Nebenberuf ist gesetzlich nicht einheitlich geklärt. Der Begriff Nebentätigkeit wird häufig nur gebraucht, um unterschiedliche Tätigkeiten voneinander abzugrenzen. Entsprechend kann auch die Tätigkeit mehr Gewinn bringen als die Haupttätigkeit. Näheres dazu im Abschnitt 68 der Lohnsteuer-Richtlinien.

Oft wird auch die Teilzeit- oder Aushilfstätigkeit – beispielsweise die geringfügige Beschäftigung – Nebentätigkeit genannt, obwohl keine zusätzliche Haupttätigkeit ausgeübt wird.

Beim Freibetrag für Nebentätigkeiten nach § 3 Nr. 26 EStG, dem so genannten Übungsleiterfreibetrag, wird eine Nebentätigkeit angenommen, auch wenn keine Haupttätigkeit ausgeübt wird. Es werden nur Zeitgrenzen gesetzt. Alles ist nebenberuflich, was nicht mehr als ein Drittel des Umfangs einer Vollzeitkraft in Anspruch nimmt.

Einschätzung der Nebentätigkeit

Randnotiz:

Die Nebentätigkeit muss unabhängig von der Haupttätigkeit eingeordnet und die zutreffende Einkunftsart bestimmt werden.

Um eine freiberufliche Tätigkeit handelt es sich, wenn sie ausdrücklich in § 18 EStG als solche aufgeführt ist oder einem dieser Berufe ähnlich ist. Jede andere Tätigkeit wird als gewerblich eingestuft, wenn sie nicht insgesamt als Arbeitnehmertätigkeit angesehen wird. Arbeitnehmer ist, wer in einem Dienstverhältnis Weisungen befolgen muss und organisatorisch eingebunden ist und zudem kein Unternehmerrisiko hat. Treffen mehrere der folgenden Kriterien zu, ist der Betreffende als Arbeitnehmer einzustufen:

- Es sind **feste Arbeitszeiten** vorhanden und die **Arbeitskraft** wird geschuldet und nicht der Erfolg.
- Die Bezüge sind gleich bleibend und ein Anspruch auf soziale Leitungen besteht.
- Die Vergütung wird auch **im Krankheitsfall** weiter bezahlt und der Betreffende hat **Urlaubsanspruch**.
- Bei zusätzlichem Zeitaufwand gibt es eine **Überstundenvergütung**.
- Es wird **kein Kapital** eingesetzt.

VORSICHT!

Es ist auch möglich, Arbeitnehmer zu sein, wenn ein Vertrag über eine freie Mitarbeit vereinbart wurde. Nicht die Bezeichnung im Vertrag ist ausschlaggebend, sondern die tatsächlichen Bedingungen.

Abgrenzung zwischen Haupt- und Nebentätigkeiten

Eine Nebentätigkeit besteht nur, wenn sie sich von der Haupttätigkeit unterscheidet. Ist die Nebentätigkeit aber Ausfluss der Haupttätigkeit, dann werden die Einnahmen insgesamt zur Haupttätigkeit dazugezählt.

Randnotiz:

Zählt also die zusätzliche Tätigkeit zum Hauptberuf, dann handelt es sich nicht um eine Nebentätigkeit. Bei Überstunden, die im Rahmen des Arbeitsverhältnisses ausdrücklich gewollt sind, trifft dies immer zu.

Eine Nebentätigkeit kann dann regelmäßig angenommen werden, wenn man nicht für denselben Auftraggeber, sondern für einen fremden Dritten arbeitet.

Es ist erlaubt, die Kenntnisse aus dem Hauptberuf für die Nebentätigkeit zu verwenden. Man kann sogar für denselben Auftraggeber in zwei unterschiedlichen Dienstverhältnissen tätig sein, wenn diese deutlich voneinander abgrenzbar sind.

Beispiel:

- Eine Prüfungstätigkeit kann selbständige Nebentätigkeit zur Lehrtätigkeit sein (Urteil des Bundesfinanzhofes vom 29.01.1987, Aktenzeichen IV R 189/85).
- Bezüge eines nebenberuflich beschäftigten Lehrbeauftragten an einer Fachhochschule sind in der Regel Einnahmen aus selbständiger Tätigkeit nach einem Urteil des Bundesfinanzhofs vom 04.10.1984, Aktenzeichen IV R 131/82.

STEUERRECHTLICHE ASPEKTE

Umsatzsteuer

In Bezug auf die Umsatzsteuer handelt es sich um einen Kleinunternehmer, wenn der Umsatz im zurückliegenden Jahr nicht mehr als 25 000 Euro betragen und im laufenden Jahr voraussichtlich nicht mehr als 100 000 Euro betragen wird (§ 19 Absatz 1 des Umsatzsteuergesetzes).

Die Höhe des voraussichtlichen Jahresumsatzes hat der Unternehmer zu schätzen. Jedoch bleibt man Kleinunternehmer, auch wenn die Prognose zu niedrig ausgefallen ist nach einem Urteil des Bundesfinanzhofs vom 07.03.1995, Aktenzeichen XI R 51/94.

Ein Kleinunternehmer muss sich nicht mit der Umsatzsteuer beschäftigen. Er braucht keine Umsatzsteuer-Voranmeldungen und auch keine Umsatzsteuererklärungen abgeben, wenn er in seinen Rechnungen keine Umsatzsteuer ausweist. Allerdings darf er dann die Umsatzsteuer, die ihm in Rechnung gestellt wird, nicht als Vorsteuer abziehen. Nach § 19 des Umsatzsteuergesetzes hat der Kleinunternehmer jedoch eine Wahlmög-

Randnotiz:

lichkeit. Er kann wählen, ob er seine Umsätze auch ganz normal der Umsatz-steuer unterwirft oder nicht. Diese sind dann zwar umsatzsteuerpflichtig, aber er kann auch den Vorsteuerabzug beanspruchen.

Wer jedoch die normale Umsatzbesteuerung wählt, ist hieran für insgesamt 5 Jahre gebunden und kann innerhalb dieser 5 Jahre nicht zur Kleinunternehmer Regelung zurückkehren.

Die Kleinunternehmer-Regelung ist von Vorteil, wenn die Leistungen vor allem an privaten Endabnehmer erbracht werden oder die Umsätze aus an-deren Gründen überwiegend umsatzsteuerfrei sind. Für die normale Um-satzbesteuerung sollte man sich entscheiden, wenn die Leistungen vor allem an Unternehmer erbracht werden, die zum Vorsteuerabzug berechtigt sind, oder wenn man sich aufgrund von größeren Anschaffungen die Vor-steuer erstatten lassen kann.

§ 19 Besteuerung der Kleinunternehmer:

> *(1) Die für Umsätze im Sinne des § 1 Nr. 1 geschuldete Umsatzsteuer wird von Unternehmern, die im Inland oder in den in § 1 Abs. 3 bezeichneten Gebieten ansässig sind, nicht erhoben, wenn der in Satz 2 bezeichnete Umsatz zuzüglich der darauf entfallenden Steuer im vorangegangenen Kalenderjahr 25.000 Euro nicht überstiegen hat und im laufenden Kalenderjahr 100.000 Euro voraussichtlich nicht übersteigen wird. Umsatz im Sinne des Satzes 1 ist der nach vereinnahmten Entgelten bemessene Gesamtumsatz, gekürzt um die darin enthaltenen Umsätze von Wirtschaftsgütern des Anlagevermögens.*
>
> *........(§19 UStG)*

Einkommensteuer

Auch bei einer selbständigen Nebentätigkeit muss der Gewinn oder Verlust ausgewiesen werden. Entweder man bilanziert oder macht eine Einnahmen Überschuss-Rechnung.

Einem Freiberufler ist es immer gestattet, eine Einkommens Überschuss-Rechnung zu machen. Diese ist auch die beste Wahl für ihn.

Randnotiz:

Wer nur eine gewerbliche Nebentätigkeit ausübt und noch keine höheren Einnahmen hat, sollte sich ebenfalls für diese einfache Form der Gewinnermittlung entscheiden.

Ein Gewerbetreibender muss ebenfalls erst bilanzieren, wenn er über einen der drei folgenden Werte kommt: Gewinn über 80 000 Euro, Umsatz über 800 000 Euro. Er kann warten, bis das Finanzamt ihn ausdrückl-ich dazu auffordert zu bilanzieren.

Bei der Einnahmen-Überschuss-Rechnung werden die Einnahmen ausgerechnet und von diesen die Betriebsausgaben abgezogen. Dafür werden nur die Beträge verwendet, die in dem jeweiligen Jahr zu- und abgeflossen sind.

Ist jemand nur in einem geringen Umfang nebenberuflich tätig, dann ist es in einigen Fällen möglich, die Betriebsausgaben zu pauschalieren (Seite N 55/014 oder sich von der Steuer § 3 Nr. 26 EStG befreien zu lassen.

Steuerfreie Aufwandsentschädigungen: Sonderregelung für so genannte Übungsleiter

1. Inhalt der Regelung

Die Einnahmen von bis zu 3 000 Euro im Jahr sind steuerfrei nach § 3 Nr. 26 EStG, wenn

- sie aus einer nebenberuflichen Tätigkeit kommen, die
  - ✓ *als Übungsleiter, Ausbilder, Erzieher oder*
  - ✓ *für vergleichbare Tätigkeiten oder*
  - ✓ *für nebenberufliche künstlerische Tätigkeiten oder*
  - ✓ *für die Pflege alter, kranker oder behinderter Menschen erzielt wurden;*
  - ✓ *sie im Dienst oder im Auftrag bestimmter Auftraggeber erzielt wurden.*

Genauso begünstigt sind kirchliche Zwecke.

2. Begünstigte Auftraggeber

Begünstigt ist aber nur die Nebentätigkeit für bestimmte Auftraggeber wie:

- inländische juristische Personen des öffentlichen Rechts oder
- gemeinnützige, mildtätige, steuerbefreite Vereinigungen.

Randnotiz:

Als juristische Personen des öffentlichen Rechts gelten beispielsweise Bundes- und Landesbehörden, Städte, Gemeinden, Volkshochschulen, Industrie- und Handelskammern, Berufskammern, Hochschulen und ähnliche Einrichtungen.

Zum Kreis der begünstigten Auftraggeber zählen auch alle Körperschaften, Personenvereinigungen und Vermögensmassen, die wegen ihrer Gemeinnützigkeit von der Körperschaftssteuer befreit sind. Darunter fallen insbesondere Sport- und Gesangsvereine sowie andere Vereine, die vom Finanzamt wegen gemeinnütziger, mildtätiger oder kirchlicher Zwecke von der Körperschaftsteuer freigestellt worden sind, sowie Verbände der freien Wohlfahrtspflege wie das Deutsche Rote Kreuz, die Johanniter-Unfallhilfe und das Malteser Hilfswerk.

3. Begünstigte Tätigkeiten

Die Tätigkeit muss nebenberuflich ausgeübt werden, das heißt sie darf nicht mehr als ein Drittel der Arbeitszeit eines vergleichbaren Vollzeiterwerbs beanspruchen.

Mehrere gleichartige Tätigkeiten müssen jedoch zusammengefasst werden, wenn sie nach der Verkehrsanschauung als Ausübung eines einheitlichen Hauptberufs gelten.

Herr S. arbeitet als selbständiger Krankenpfleger. Teilweise ist er – weniger als ein Drittel – für eine gemeinnützige Organisation tätig. Insgesamt handelt es sich jedoch um eine einheitliche Tätigkeit. Die Tätigkeit für die gemeinnützige Organisation ist keine eigenständige Nebentätigkeit.

Herr S. arbeitet als selbständiger Krankenpfleger. Teilweise ist er – weniger als ein Drittel – für eine gemeinnützige Organisation tätig. Insgesamt handelt es sich jedoch um eine einheitliche Tätigkeit. Die Tätigkeit für die gemeinnützige Organisation ist keine eigenständige Nebentätigkeit.

Herr S. arbeitet als selbständiger Krankenpfleger. Teilweise ist er – weniger als ein Drittel – für eine gemeinnützige Organisation tätig. Insgesamt handelt es sich jedoch um eine einheitliche Tätigkeit. Die Tätigkeit für die gemeinnützige Organisation ist keine eigenständige Nebentätigkeit.

Randnotiz:

BEISPIEL

Herr S. arbeitet als selbständiger Krankenpfleger. Teilweise ist er – weniger als ein Drittel – für eine gemeinnützige Organisation tätig. Insgesamt handelt es sich jedoch um eine einheitliche Tätigkeit. Die Tätigkeit für die gemeinnützige Organisation ist keine eigenständige Nebentätigkeit.

Beispiele für begünstigte Tätigkeiten insbesondere im Pflegebereich sind:

- Alten- und Krankenbetreuung, Beratung bei Erste-Hilfe-Kursen,
- Unterricht zur Krankenschwesternausbildung durch Ärzte, Examensprüfer und so weiter,
- Pianist mit Konzerten im Altenheim, Pflegeheim, Krankenhaus oder ähnlichen gemeinnützigen Einrichtungen.

4. Pauschalierungen von Betriebsausgaben bei Nebentätigkeiten

Im Einkommenssteuergesetz gibt es keinen allgemeinen Pauschbetrag für Betriebsausgaben. Neben dem so genannten Übungsleiterfreibetrag nach § 3 Nr. 26 EStG können jedoch bei einzelnen Berufsgruppen pauschale Abzüge vorgenommen werden.

Beispielsweise dürfen bei nebenberuflicher Lehr-, Prüfungs- und Vortragstätigkeit, bei wissenschaftlicher, künstlerischer und schriftstellerischer Nebentätigkeit 25 Prozent der Betriebseinnahmen, höchstens aber 840 Euro jährlich angesetzt werden.

Die Pauschale darf für alle Nebentätigkeiten zusammen nur einmal beansprucht werden. Es ist aber auch immer möglich statt der Pauschale die höheren tatsächlichen Betriebsausgaben anzugeben.

Am günstigsten ist es alle tatsächlichen Kosten bei der Haupttätigkeit abzuziehen und für die Nebentätigkeit einfach die Pauschale anzusetzen.

Hat man in einem Jahr keine Einnahmen, kann die Pauschale nicht beansprucht werden, da ja 25 Prozent von 0 Euro eine Pauschale von 0 Euro ergibt.

Kommt es in einem Jahr nur zu Aufwendungen und erst im Folgejahr zu Einnahmen, dann sollten die tatsächlichen Ausgaben als vorweggenommene Betriebsausgaben geltend gemacht werden. Ab dem Jahr, in dem Einnahmen erzielt werden, kann dann wieder die Pauschale angesetzt werden.

Randnotiz:

Es ist möglich in jedem Jahr neu zu entscheiden, ob die Pauschale oder die tatsächlichen Betriebsausgaben geltend gemacht werden.

FINANZIELLE GESICHTSPUNKTE

Gesetz über die Entschädigung von Sachverständigen und Gutachtern - Justizvergütungs- und Entschädigungsgesetz (JVEG)

In der Gebührenordnung für Gutachter werden vor allem geregelt:

- Entschädigungshöhe
- zu berücksichtigende Zeit
- besondere Entgelte
- Aufwendungen für Hilfskräfte, Sachkosten, Sekretariatskosten
- Fahrtkosten
- Tagegelder und so weiter für Hausbesuche oder ähnliches.

Mit den Honoraren – das Gesetz nennt sie ausdrücklich Entschädigungen – werden die besonderen Kenntnisse und beruflichen Erfahrungen für ein bestimmtes Sachgebiet belohnt.

Darüber hinaus erhält der Sachverständige alle Kosten ersetzt, die bei der Vorbereitung und der Erstellung des Gutachtens anfallen. Bei pflegerischen Gutachten fallen darunter vor allem kostenpflichtige Literaturrecherchen mit Hilfe von Datenbanken.

Im Rahmen der Vorkalkulation muss man sich auch darüber Gedanken machen, ob Leistungen von Hilfskräften und Sekretariatskosten einzeln nachgewiesen und abgerechnet werden oder ob es nicht für beide Seiten günstiger ist, eine Pauschale für die entsprechenden Leistungen anzusetzen wie beispielsweise Berechnung von 2,00 Euro pro geschriebener Seite – die gesetzliche Vorgabe – oder Aushandeln einer Sekretariatspauschale für das gesamte Gutachten von 200 Euro. Darunter fallen dann auch Fotokopien, Erstellung von Fotos, Grafiken und so weiter.

Randnotiz:

Auch wenn einem der letzt genannte Betrag anfänglich unverhältnismäßig hoch vorkommt, so kann aus Erfahrung gesagt werden, dass diese Summe bei umfangreichen Gutachten für den Klienten günstiger ist als die gesetzliche Vorgabe.

Fahrtkosten werden nach den steuerrechtlich üblichen Sätzen erstattet, wobei eventuell notwendige höhere Aufwendungen berücksichtigt werden.

Fährt ein Sachverständiger beispielsweise normalerweise einen Klein- oder Kleinstwagen, muss aber für die Erstellung des Gutachtens bei dem notwendigen Hausbesuch Gegenstände mitnehmen, die nur mit einem Kombifahrzeug transportiert werden können, dann müssen dem Sachverständigen die entstandenen Leihgebühren erstattet werden.

Da es im Pflegebereich noch nicht viele freie Sachverständige gibt, könnte in Einzelfällen auch der Teil des Gesetzes der sich mit Tagesgeldsätzen befasst, relevant sein. Es gelten die üblichen Sätze.

Empfehlenswert ist es als Sachverständiger die üblichen und eventuell gesetzlich vorgegebenen Gebührensätze nicht über-, aber auch nie wesentlich zu unterschreiten. In den schlimmsten Fällen, in denen dann der Sachverständige im Mittelpunkt einer juristischen Auseinandersetzung steht, könnte daraus der Vorwurf des Gefälligkeitsgutachtens entstehen. Die weitere Laufbahn als Sachverständiger würde darunter leiden.

Bei Unsicherheiten in Bezug auf finanzielle Aspekte sollte immer die einschlägige Fachliteratur konsultiert werden, in der die Regelfälle behandelt werden. Für Ausnahmefälle empfiehlt sich der Austausch mit anderen Sachverständigen aus ähnlichen Fachgebieten. Eine berufsständische Interessenvertretung, auf die nachfolgend eingegangen wird, kann da gute Dienste leisten.

BERUFSSTÄNDISCHE INTERESSENVERTRETUNGEN

Es gibt verschiedene Verbände, die von ihren Inhalten und Leistungen gleichwertig sind.

Randnotiz:

Der Verband setzt sich für die berufsständischen Allgemeininteressen des Sachverständigen- und Fachgutachterberufes ein. Er ist amtlich registriert. Die Mitglieder des Verbandes gehören einer der folgenden drei Gruppen an

1. öffentlich bestellte und vereidigte Sachverständige
2. freie Sachverständige
3. Fachgutachter/innen

Damit man aufgenommen wird, muss man meistens folgende Voraussetzungen erfüllen:

1. Studienabschluss an einer Universität oder Fachhochschule, oder Meisterprüfung in der entsprechenden Fachrichtung oder mehrjährige spezielle Berufspraxis
2. Fachliche Qualifikation für das Beratungsgebiet durch eine mehrjährige spezielle Berufspraxis für das Beratungsgebiet.

Der Verband gibt Gerichten, Behörden, Kammern, Verbänden, Firmen und Privatpersonen den Namen von Gutachtern und Fachberatern weiter, vor allem solche für extrem seltene Sachbereiche.

Mitgliedschaft im Verband

Wer Mitglied werden will, muss Unterlagen über seine berufliche Qualifikation, einen tabellarischen Lebenslauf sowie Erklärungen gemäß den Aufnahmebestimmungen beilegen.

Wird er in den Verband als Mitglied aufgenommen,

1. darf er sich Sachverständiger beziehungsweise Fachgutachter nennen.
2. darf er den Vereins-Mitgliederstempel führen.
3. wird er gleichzeitig als ... Sachverständiger nominiert.
4. erhält er eine Mitglieds- beziehungsweise Ernennungsurkunde und einen Mitgliedsausweis.
5. wird er/sie über Info-Briefe über aktuelle Standesfragen informiert.

Randnotiz:

Für eine Mitgliedschaft in einem Verband spricht, dass man regelmäßig über Veränderungen beispielsweise juristischer Art informiert wird sowie sich mit anderen Fachgutachter und Sachverständigen austauschen kann. Zudem gibt es ein ständiges Angebot an Fort- und Weiterbildungen.

PFLEGEPERSONEN ALS ANGESTELLTE SACHVERSTÄNDIGE

Als Folge der Pflegeversicherung und aufgrund des Stellenwerts des Medizinischen Diensts der Krankenkassen ist dieser Berufsbereich stärker verbreitet als der des freien Sachverständigen.

ANSTELLUNGSVERTRÄGE

Die angestellten Sachverständigen haben normale BAT-Arbeitsverträge – also nach dem Bundes Angestellten Tarif -, oft in Teilzeit.

Formal beruht die Tätigkeit auf § 53 des Sozialgesetzbuches (SGB XI). Die Leitung hat ein Arzt inne. Der pflegerische Sachverständige arbeitet nicht selbständig. Das Gesetz macht strenge Vorgaben. Deshalb hat der Sachverständige geringere Freiräume.

PERSÖNLICHE UND FACHLICHE VORAUSSETZUNGEN

Der Unterschied zwischen angestellten und freien Sachverständigen liegt darin, dass beispielsweise Gutachter des Medizinischen Dienstes der Krankenkassen hauptberuflich tätig sind. Zeitlich müssen diese deshalb nicht so flexibel sein. Die fachlichen Voraussetzungen für angestellte Sachverständige sind sehr unterschiedlich. Es gibt Krankenschwestern mit längerer Berufspause, erfahrene Pflegedienstleiter und alle möglichen Zwischenstufen.

GUTACHTENERSTELLUNG

Die Gutachtenerstellung durch den Medizinischen Dienst der Krankenkassen erfolgt grundsätzlich anders als die des freien Sachverständigen, da strengere Vorgaben durch das Gesetz vorhanden sind und die Bearbeitung grundsätzlich EDV-gestützt abläuft. Für die Pflegebedarfsermittlung gibt es vorgegebene standardisierte Fragebögen wie in Lerneinheit 7 dargestellt.

Randnotiz:

Datenmaterial

Das Datenmaterial wird auch hier durch Hausbesuche erhalten. Jedoch mit weniger Vorinformation. Bei mehreren Hausbesuchen ist eventuell ein enger Zeitrahmen einzuhalten.

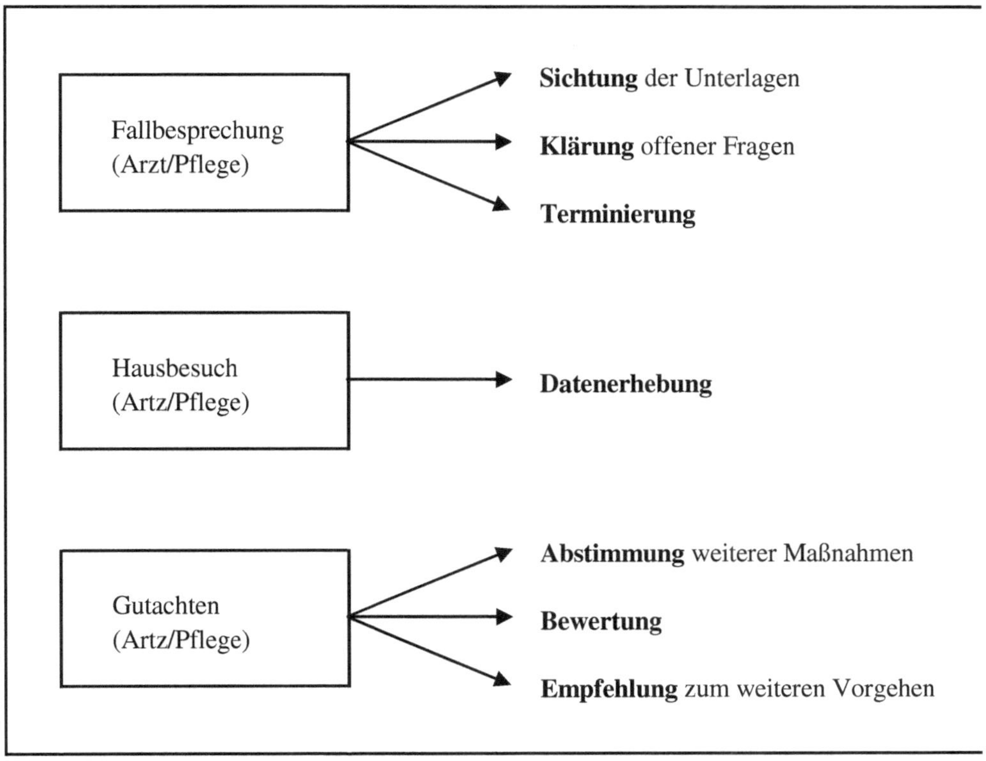

Abbildung 19: Ablauf der Gutachtenerstellung

ZUSAMMENSTELLUNG DER EIGENEN FESTSTELLUNGEN UND EINSCHÄTZUNGEN

Die Dokumentation erfolgt nach EDV-gestützten Vorgaben, um eine Qualitätssicherung im Bereich der Gutachtertätigkeit zu erleichtern.

AUSBLICK

FREIE SACHVERSTÄNDIGE

In diesem noch jungen Berufsfeld wird es zukünftig einen Bedarf aufgrund des stärkeren Selbstbewusstseins von Betroffenen und ihren Angehörigen geben.

ANGESTELLTE SACHVERSTÄNDIGE

Randnotiz:

Arbeitsfelder gibt es hier bei der Begutachtung von Pflegequalität, bei der Erstellung, Überprüfung und Weiterentwicklung von Standards bei der Pflege als Qualitätsbeauftragter, Pflegeberater und so weiter. Besonders gute Perspektiven werden Pflegedienstleitende mit pädagogischer Zusatzqualifikation haben.

LEISTUNGSBEWILLIGUNG UND PFLEGEVERSICHERUNGSGESETZ

Randnotiz:

LEISTUNGSBEWILLIGUNG

Die Pflegekassen werden von den Pflegeversicherungen getragen. Jede Krankenkasse hat eine eigene Pflegekasse eingerichtet (SGB XI, § 46. Sie sind gemäß SGB XI, § 18 die Organe einer Krankenkasse, die Leistungen bewilligen.

Um einschätzen zu können, ob die Voraussetzungen für eine der drei Pflegestufen I, II und III gegeben sind, werden entweder Gutachter eingestellt oder in freiberuflicher Tätigkeit beauftragt. Gutachter oder Sachverständige erhalten aber auch vom Sozialgericht einen Auftrag, wenn die Richter ihre Fachkompetenz für das laufende Verfahren benötigen. In beiden Fällen werden Pflegefachkräfte und Ärzte als Gutachter verwendet. Wenn ausreichend Ergebnisse medizinischer Abklärung bei dem Pflegebedürftigen vorhanden sind, kann eine Pflegefachkraft die Begutachtung machen, ansonsten ein Arzt.

Der Sachverständige verfasst sein Gutachten im Rahmen des Verfahrens zur Feststellung der Pflegebedürftigkeit nach § 18 SGB XI.

Folgende Schritte sind für das Verfahren vorgesehen:

1. Wer von der Pflegeversicherung Leistungen erhalten will, muss bei seiner Pflegekasse einen Antrag nach §18 (1) stellen. Anträge stellen können die versicherten Person, die Pflegeperson im häuslichen Bereich als Bevollmächtige und der gesetzliche Betreuer mit dem hier betreffenden Aufgabengebiet.
2. Die Pflegekasse schaut die eingereichten Unterlagen durch und überprüft die versicherungsrechtlichen Voraussetzungen.
3. Die Pflegekasse teilt dem Versicherten seine Mitwirkungspflicht mit und holt die schriftliche Einwilligung ein, damit sie den behandelnden Ärzten, eventuell die stationäre Pflegeeinrichtung oder den ambulanten Pflegedienst und die beteiligten Pflegepersonen befragen kann.
4. Die Pflegekasse übergibt den Antrag an den Medizinischen Dienst der Krankenversicherung, abgekürzt MDK.

Randnotiz:

5. Pflegefachkräfte und Ärzte begutachten. Der MDK fällt dann anhand der vorliegenden Unterlagen, die Entscheidung, welcher Gutachter aus welcher Profession den Versicherten einen Besuch abstattet.
6. Die Begutachtung erfolgt "vor Ort", also zu Hause oder in der Pflegeinstitution, so genannter "Hausbesuch" § 18 (2) SGB XI. In Ausnahmefällen braucht keine Untersuchung des Pflegebedürftigen in seinem Wohnbereich stattzufinden, wenn das Ergebnis der medizinischen Untersuchung auf Grund einer eindeutigen Aktenlage schon feststeht.
7. Mit einem einheitlich strukturierten Begutachtungsbogen wird vom Gutachter festgestellt, ob überhaupt Pflegebedürftigkeit vorliegt und wie viel Zeit ein Familienangehöriger oder eine andere nicht professionelle Pflegeperson für die anfallende Grundpflege und hauswirtschaftliche Versorgung braucht. Auf die individuell benötigte Zeit in der pflegerischen Versorgung wird eingegangen. Jedoch müssen Gründe für die Abweichung von den vorgegebenen Zeitkorridoren in jedem einzelnen Fall gegeben werden. Vorgeschlagenen Zeitwerte können in den Richtlinien der Spitzenverbände der Pflegeverbände zur Begutachtung von Pflegebedürftigkeit nach dem XI. Buch des Sozialgesetzbuches (1997) nachgeschaut werden.
8. Das Ergebnis der Begutachtung erhält die Pflegekasse in Form eines Gutachtens.
9. Die Pflegekasse informiert den Versicherten über das Ergebnis der Einschätzung von Pflegebedürftigkeit im Sinne des SGB XI und die damit verbundenen Pflegestufe.
10. Die Pflegekasse informiert den Versicherten zudem darüber, dass er gegen diesen Bescheid innerhalb von vier Wochen Widerspruch einlegen kann.
11. Wird Widerspruch eingelegt, prüft die Pflegekasse auf Basis der Aktenlage, ob der Widerspruch berechtigt ist. Dazu liest zunächst der Erstgutachter das Schreiben mit seinen Feststellungen und das Gutachten. Ein Zweitgutachter liest beides gegen. Können Erst- und Zweitgutachter zu keinem anderen Ergebnis als zuvor kommen, wird der Widerspruch von der Pflegekasse abgelehnt.
12. Besteht der Versicherte oder sein Vertreter dennoch auf seinen Widerspruch, dann kann eine Klage beim Sozialgericht mit Sitz am Wohnort des Klägers eingereicht werden.

Je höher die Pflegestufe, desto mehr Geld oder Dienstleistung von professionellen Pflegefachkräften bekommt der Pflegebedürftige von der Pflegeversicherung. Jedoch treten oft unterschiedliche Auffassungen über die vom Antragsteller für nötig gehaltenen Leistungen und den von der Pflegeversicherung bewilligten tatsächlichen Pflegebedarf auf, da die entsprechenden

Randnotiz:

Bewilligungsstellen bei der Zuweisung der Mittel darauf achten müssen, dass der Bedarf an Unterstützung zutreffend ist und entsprechend in den Kategorien der anrechenbaren Leistungen zur Körperpflege, Mobilisation, Ernährung und hauswirtschaftlichen Versorgung liegt.

ALLGEMEINES ZUM PFLEGEVERSICHERUNGSGESETZ (SGB XI)

Absicherung des Risikos der Pflegebedürftigkeit

"Die Pflegeversicherung hat die Aufgabe, Pflegebedürftigen Hilfe zu leisten, die wegen der Schwere der Pflegebedürftigkeit auf solidarische Unterstützung angewiesen sind." (§1 Abs.4 SGB XI

Selbstbestimmung § 2 Abs. 2 SGB XI

"Die Pflegebedürftigen können zwischen Einrichtungen und Diensten verschiedener Träger wählen. Ihren Wünschen zur Gestaltung der Hilfe soll, soweit sie angemessen sind, im Rahmen des Leistungsrechts entsprochen werden. Wünsche der Pflegebedürftigen nach gleichgeschlechtlicher Pflege haben nach Möglichkeit Berücksichtigung zu finden."

Vorrang der häuslichen Pflege § 3 SGB XI

"Die Pflegeversicherung soll mit ihren Leistungen vorrangig die häusliche Pflege und die Pflegebereitschaft der Angehörigen und Nachbarn unterstützen, damit die Pflegebedürftigen möglichst lange in ihrer häuslichen Umgebung bleiben können. Leistungen der teilstationären Pflege und der Kurzzeitpflege gehen den Leistungen der vollstationären Pflege vor".

Eigenverantwortung § 6 Abs. 1 SGB XI

"Die Versicherten sollen durch gesundheitsbewusste Lebensführung, durch frühzeitige Beteiligung an Vorsorgemaßnahmen und durch aktive Mitwirkung an Krankenbehandlung und medizinischer Rehabilitation dazu beitragen, Pflegebedürftigkeit zu vermeiden".

Aufklärung, Beratung § 7 Abs. 2 SGB XI

"Die Pflegekassen haben die Versicherten und ihre Angehörigen in den mit der Pflegebedürftigkeit zusammenhängenden Fragen insbesondere über die Leistungen der Pflegekassen sowie über die Leistungen und Hilfen ande-

Randnotiz:

rer Träger zu unterrichten und zu beraten. Mit Einwilligung des Versicherten haben der behandelnde Arzt, das Krankenhaus, die Rehabilitations- und Versorgeeinrichtung sowie die Sozialleistungsträger unverzüglich die zuständige Pflegekasse zu benachrichtigen, wenn sich der Eintritt von Pflegebedürftigkeit abzeichnet oder wenn Pflegebedürftigkeit festgestellt wird. Für die Beratung erforderliche personenbezogene Daten dürfen nur mit Einwilligung des Versicherten erhoben, verarbeitet und genutzt werden."

Begriff der Pflegebedürftigkeit §14 Abs.1 SGB XI

"Pflegebedürftige im Sinne des Gesetzes sind Personen, die wegen einer körperlichen, geistigen oder seelischen Krankheit oder Behinderung für die gewöhnlichen und regelmäßig wiederkehrenden Verrichtungen im Ablauf des täglichen Lebens auf Dauer, voraussichtlich für mindestens sechs Monate, in erheblichem oder höherem Maße (siehe § 15) der Hilfe bedürfen."

Näher wird später noch darauf eingegangen.

Definition der Pflegeperson § 19 SGB XI

„Pflegepersonen im Sinne dieses Buches sind Personen, die nicht erwerbsmäßig einen Pflegebedürftigen im Sinne des § 14 in seiner häuslichen Umgebung pflegen. Leistungen zur sozialen Sicherung nach § 44 erhält eine Pflegeperson nur dann, wenn sie eine pflegebedürftige Person wenigstens 14 Stunden wöchentlich pflegt."

Leistungsvoraussetzungen § 33 Abs.1 SGB XI

"Versicherte erhalten die Leistung der Pflegeversicherung auf Antrag. Die Leistungen werden ab Antragstellung gewährt, frühestens jedoch von dem Zeitpunkt an, in dem die Anspruchsvoraussetzungen vorliegen [...]."

Pflegestufen (Vgl. Richtlinien 4.1.)

Pflegestufe I

Geringe Beeinträchtigung der Selbständigkeit.

Pflegestufe II

Erhebliche Beeinträchtigung der Selbständigkeit.

Randnotiz:

Pflegestufe III

Schwere Beeinträchtigung der Selbständigkeit.

Pflegestufe IV

Schwerste Beeinträchtigung der Selbständigkeit

Pflegestufe V

Bei Pflegebedürftigen der Stufe V handelt es sich um Schwerstpflegebedürftige. Sie brauchen Rund-um-die-Uhr-Betreuung und nächtliche Hilfe.

Der Zeitaufwand beträgt mindestens 300 Minuten im Tagesdurchschnitt, davon mindestens 240 Minuten Grundpflege ohne Hauswirtschaft.

Bedingung der Pflegebedürftigkeit

Als Kriterien für die Zuordnung zu einer der drei Pflegestufen (Abbildung 3.1) gelten, neben den genannten Voraussetzungen, die Häufigkeit des Hilfebedarfs sowie ein zeitlicher Mindestaufwand von 90 Minuten im Tagesdurchschnitt. Ein geringfügiger oder kurz anfallender Hilfebedarf, die allgemeine Beaufsichtigung sowie ausschließlich hauswirtschaftliche Versorgung fallen nicht darunter. Es bleiben alle Verrichtungen außer **Körperpflege, Mobilität, Ernährung** und **Hauswirtschaft** außer acht. Auch die Behandlungspflege gehört nicht dazu.

Folgende Abbildung zeigt nochmals übersichtlich die Kriterien für die Zuordnung zu einer der drei Pflegestufen.

Randnotiz:

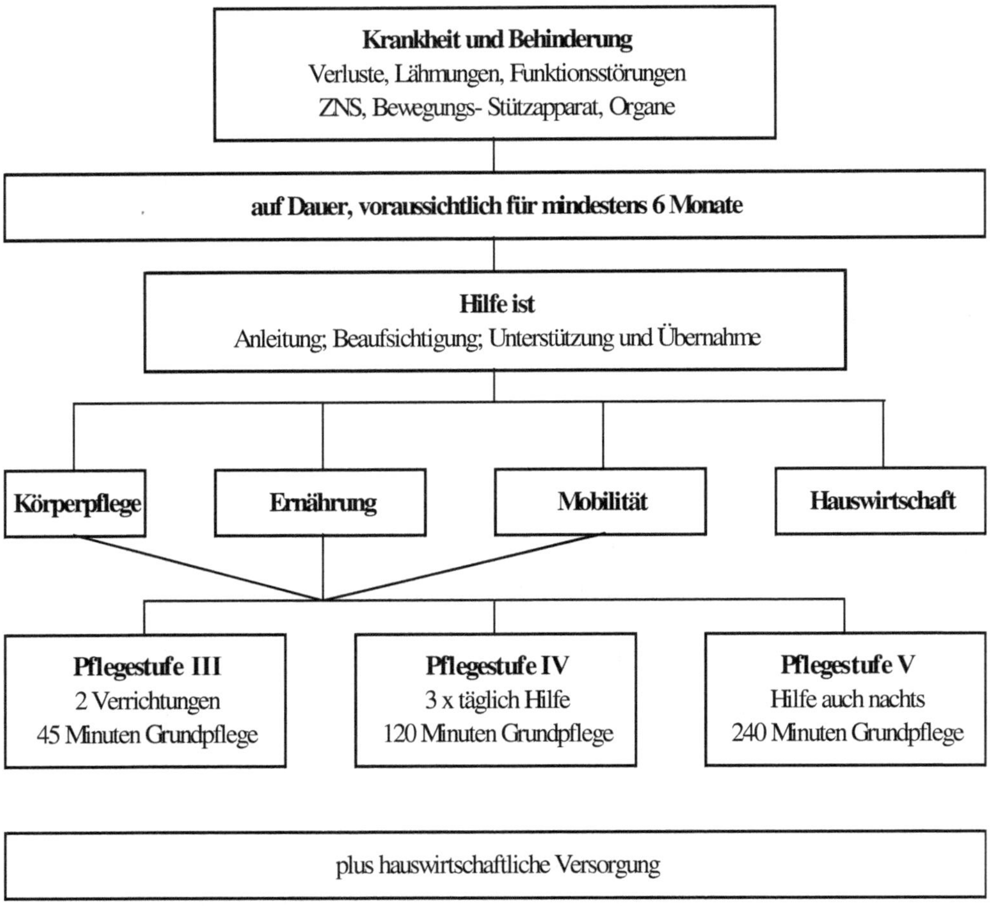

Abbildung 20: Kriterien für die Zuordnung zu einer der drei Pflegestufen

Viele Pflegebedürftige und Pflegende sind aufgrund dieser Beschränkungen unzufrieden mit der Pflegeversicherung. Bei der Pflegeversicherung handelt es sich letztlich um eine Teilkaskoversicherung, die eben nur bestimmte Bereiche im Falle einer eingetretenen Pflegebedürftigkeit abdeckt. Sie wird auf keinen Fall allumfassend und auch nicht prophylaktisch wirksam.

Leistungen des Pflegeversicherungsgesetzes (PVG)

Leistungsarten, Grundsätze § 28

Absatz 1:

Die Pflegeversicherung gewährt folgende Leistungen:

- Pflegesachleistungen § 36
- Pflegegeld für selbst beschaffte Pflegehilfe § 37
- Kombination von Sach- und Geldleistung § 37

Randnotiz:

- Häusliche Pflege bei Verhinderung der Pflegeperson § 39
- Pflegehilfsmittel und technische Hilfen § 40
- Tages- und Nachtpflege § 41
- Kurzzeitpflege § 42
- Vollstationäre Pflege § 43
- Pflege in vollstationären Einrichtungen der Hilfe für behinderte Menschen (§ 43a),
- Leistungen zur sozialen Sicherung der Pflegepersonen (§ 44),
- zusätzliche Leistungen bei Pflegezeit (§ 44a),
- Pflegekurse für Angehörige und ehrenamtliche Pflegepersonen (§ 45),
- zusätzliche Betreuungsleistungen (§ 45b),
- Leistungen des Persönlichen Budgets nach § 17 Abs. 2 bis 4 des Neunten Buches

Absatz 3:

„Die Pflegekassen und Leistungserbringer haben sicherzustellen, dass die Leistungen nach Absatz 1 nach allgemein anerkanntem Stand medizinisch-pflegerischer Erkenntnisse erbracht werden."

Absatz 4:

„Die Pflege soll auch die Aktivierung von Pflegebedürftigen zum Ziel haben, um vorhandene Fähigkeiten zu erhalten und, soweit dies möglich ist, verlorene Fähigkeiten zurückzugewinnen. Um der Gefahr einer Vereinsamung des Pflegebedürftigen entgegenzuwirken, sollen bei der Leistungserbringung auch die Bedürfnisse des Pflegebedürftigen nach Kommunikation berücksichtigt werden."

Kosten der Leistungen der Pflegeversicherung

Die Kosten der Leistungen der Pflegeversicherung sind auf der Homepage des Bundesgesundheitsministeriums unter www.bmgesundheit.de zu finden.

Pflegesachleistung §36

Pflegesachleistungen sind Leistungen, die ein ambulanter Dienst oder eine Sozialstation, erbringt. Diese Sachleistungen werden zurzeit je nach Pflegestufe bis zu folgendem (monatlichem) Maximalbetrag von der Pflegekasse bezahlt (§36 Abs.3). Pflegebedürftige Personen mit dem Pflegegrad 1 haben keinen Anspruch auf Pflegesachleistungen.*

Randnotiz:

für Pflegebedürftige der Pflegestufe II Pflegeeinsätze bis zu einem Gesamtwert von

➲ 724 Euro Stand 01/01/2024

für Pflegebedürftige der Pflegestufe III Pflegeeinsätze bis zu einem Gesamtwert von

➲ 1.363 Euro Stand 01/01/2024

für Pflegebedürftige der Pflegestufe IV Pflegeeinsätze bis zu einem Gesamtwert von

➲ 1.693 Euro Stand 01/01/2024

* 125 Euro stehen Ihnen aber trotzdem zu, und zwar für Betreuungs- und Entlastungsleistungen.

Regelung für Härtefälle nach §36 Abs.4

„Die Pflegekassen können in besonders gelagerten Einzelfällen zur Vermeidung von Härten Pflegebedürftigen der Pflegestufe IV weitere Pflegeeinsätze gewähren, wenn ein außergewöhnlich hoher Pflegeaufwand vorliegt, der das übliche Maß der Pflegestufe IV weit übersteigt, beispielsweise wenn im Endstadium von Krebserkrankungen regelmäßig mehrfach auch in der Nacht Hilfe geleistet werden muss. Die Ausnahmeregelung des Satzes 1 darf für nicht mehr als 3 vom Hundert aller versicherten Pflegebedürftigen der Pflegestufe IV, die häuslich gepflegt werden, Anwendung finden. Der Spitzenverband Bund der Pflegekassen überwacht die Einhaltung dieses Höchstsatzes und hat erforderlichenfalls geeignete Maßnahmen zur Einhaltung zu ergreifen."

Pflegegeld nach § 37

Pflegegeld dient für eine selbst beschaffte Pflegehilfe. Der Pflegebedürftige bekommt das Pflegegeld pauschal monatlich und sorgt damit für seine Pflege in geeigneter Weise selbst.

Das Pflegegeld beträgt je Kalendermonat

1. für Pflegebedürftige der Pflegestufe II

Randnotiz:

332 Euro Stand 01/01/2024

2. für Pflegebedürftige der Pflegestufe III

573 Euro Stand 01/01/2024

3. für Pflegebedürftige der Pflegestufe IV

765 Euro Stand 01/01/2024

4. für Pflegebedürftige der Pflegestufe V

947 Euro Stand 01/01/2024

Ohne Pflegegrad oder mit Pflegegrad 1 kein Anspruch auf Pflegegeld.

Mit Pflegegrad 1 kann ein Entlastungsbetrag von 125 Euro pro Monat beansprucht und jeden Monat Pflegehilfsmittel zum Verbrauch für bis zu 40 Euro beansprucht werden.

Der Pflegebedürftige muss die Durchführung dieses Pflegeeinsatzes bestätigen. Falls er die Übermittlung der Daten an die Pflegekasse nicht gestattet, besteht die Gefahr, dass nach Vorankündigung das Pflegegeld gekürzt wird. Die Übermittlung der Daten an die Kassen ist nur mit dem Einverständnis des Pflegebedürftigen erlaubt.

Das Pflegegeld wird auch im Sterbemonat in vollem Umfang bezahlt.

Randnotiz:

Kombination von Sach- und Geldleistung, Kombinationsleistung § 38

Die Kombinationsleistung dient dazu, die Pflege im häuslichen Bereich zu stärken und zu unterstützen. Der Pflegebedürftige hat somit die Möglichkeit gleichzeitig Pflegegeld und Pflegesachleistungen abzurufen. Die Verteilung der Kombinationsleistung erfolgt nach Prozenten. Das Pflegegeld wird um den Prozentsatz verringert, zu dem der Pflegebedürftige Sachleistungen in Anspruch genommen hat. Zunächst wird also berechnet, wie viel Prozent der maximalen Sachleistung in Anspruch genommen wurde. Die verbleibenden Prozentpunkte sind dann das Pflegegeld. Wer also beispielsweise einen Anspruch auf Sachleistungen von 80 Prozent ausnutzt, bekommt zusätzlich noch 20 Prozent des ihm zustehenden Pflegegelds ausgezahlt.

Häusliche Pflege bei Verhinderung der Pflegeperson § 39

Die häusliche Pflege bei Verhinderung der Pflegeperson kann von jedem Pflegebedürftigen im Sinne des § 14 SGB XI von der Pflegekasse beansprucht werden. Die Pflegekasse bezahlt dann die entstehenden Kosten für die notwendige Ersatzpflege bis zu einem maximalen Betrag von

- 1.612 Euro Stand 01/01/2024

pro Kalenderjahr für maximal 4 Wochen. Vertritt eine andere Pflegeperson die abwesende Pflegeperson, so wird nur das entsprechende Pflegegeld für den genannten Zeitraum gezahlt. Zusätzlich erstattet die Pflegekasse der Pflegeperson die nachweislich zusätzlich angefallenen Kosten wie beispielsweise Wegegeld und Arbeitsausfall. Dabei dürfen die Aufwendungen der Pflegekasse regelmäßig den Betrag des Pflegegeldes nach § 37 Abs. 1 nicht überschreiten, es sei denn, die Ersatzpflege wird erwerbsmäßig ausgeübt; in diesen Fällen findet der Leistungsbetrag nach Satz 3 Anwendung. Bei Bezug der Leistung in Höhe des Pflegegeldes für eine Ersatzpflege durch Pflegepersonen, die mit dem Pflegebedürftigen bis zum zweiten Grade verwandt oder verschwägert sind oder mit ihm in häuslicher Gemeinschaft leben, können von der Pflegekasse auf Nachweis notwendige Aufwendungen, die der Pflegeperson im Zusammenhang mit der Ersatzpflege entstanden sind, übernommen werden. Die Aufwendungen der Pflegekasse nach den Sätzen 4 und 5 dürfen zusammen den in Satz 3 genannten Betrag nicht übersteigen.

Pflegehilfsmittel und wohnumfeldverbessernde Maßnahmen § 40

Randnotiz:

Absatz 1:

„Pflegebedürftige haben Anspruch auf Versorgung mit Pflegehilfsmitteln, die zur Erleichterung der Pflege oder zur Linderung der Beschwerden des Pflegebedürftigen beitragen oder ihm eine selbständigere Lebensführung ermöglichen, soweit die Hilfsmittel nicht wegen Krankheit oder Behinderung von der Krankenversicherung oder anderen zuständigen Leistungsträgern zu leisten sind. Die Pflegekasse überprüft die Notwendigkeit der Versorgung mit den beantragten Pflegehilfsmitteln unter Beteiligung einer Pflegefachkraft oder des Medizinischen Dienstes. Entscheiden sich Versicherte für eine Ausstattung des Pflegehilfsmittels, die über das Maß des Notwendigen hinausgeht, haben sie die Mehrkosten und die dadurch bedingten Folgekosten selbst zu tragen. § 33 Abs. 6 und 7 des Fünften Buches gilt entsprechend."

Absatz 2:

„Die Aufwendungen der Pflegekassen für zum Verbrauch bestimmte Pflegehilfsmittel dürfen monatlich den Betrag von 40 Euro nicht übersteigen. Die Leistung kann auch in Form einer Kostenerstattung erbracht werden."

Absatz 3:

„Die Pflegekassen sollen technische Pflegehilfsmittel in allen geeigneten Fällen vorrangig leihweise überlassen. Sie können die Bewilligung davon abhängig machen, dass die Pflegebedürftigen sich das Pflegehilfsmittel anpas-sen oder sich selbst oder die Pflegeperson in seinem Gebrauch ausbilden lassen. Der Anspruch umfasst auch die notwendige Änderung, Instandset-zung und Ersatzbeschaffung von Pflegehilfsmitteln sowie die Ausbildung in ihrem Gebrauch. Versicherte, die das 18. Lebensjahr vollendet haben, haben zu den Kosten der Pflegehilfsmittel mit Ausnahme der Pflegehilfsmittel nach Absatz 2 eine Zuzahlung von zehn vom Hundert, höchstens jedoch 25 Euro je Pflegehilfsmittel an die abgebende Stelle zu leisten. Zur Vermeidung von Härten kann die Pflegekasse den Versicherten in entsprechender Anwen-dung des § 62 Abs. 1 Satz 1, 2 und 6 sowie Abs. 2 und 3 des Fünften Buches ganz oder teilweise von der Zuzahlung befreien. Versicherte, die die für sie geltende Belastungsgrenze nach § 62 des Fünften Buches erreicht haben oder unter Berücksichtigung der Zuzahlung nach Satz 4 erreichen, sind hin-sichtlich des die Belastungsgrenze überschreitenden Betrags von der Zuzah-

Randnotiz:

lung nach diesem Buch befreit. Lehnen Versicherte die leihweise Überlassung eines Pflegehilfsmittels ohne zwingenden Grund ab, haben sie die Kosten des Pflegehilfsmittels in vollem Umfang selbst zu tragen."

Absatz 4:

„Die Pflegekassen können subsidiär finanzielle Zuschüsse für Maßnahmen zur Verbesserung des individuellen Wohnumfeldes des Pflegebedürftigen gewähren, beispielsweise für technische Hilfen im Haushalt, wenn dadurch im Einzelfall die häusliche Pflege ermöglicht oder erheblich erleichtert oder eine möglichst selbständige Lebensführung des Pflegebedürftigen wieder-hergestellt wird. Die Höhe der Zuschüsse ist unter Berücksichtigung der Kosten der Maßnahme sowie eines angemessenen Eigenanteils in Abhängigkeit von dem Einkommen des Pflegebedürftigen zu bemessen.

Sie sollen eine Überforderung des Pflegebedürftigen und des Pflegenden verhindern.

Wobei handelt es sich um ein Hilfsmittel, wobei um ein Pflegehilfsmittel?

Die Regelungen für Hilfsmittel stehen in § 33 SGB V (Krankenversicherung), für Pflegehilfsmittel, wie oben unter Absatz 1 beschrieben, im § 40 SGB XI.

INTERNETLINK

http://www.sozialgesetzbuch-bundessozialhilfegesetz.de/_buch/sgb

Es dürfen auf keinen Fall **Hilfsmittel** und **Heilmittel** wie Krankengymnastik, Ergotherapie, Logopädie verwechselt werden. Bei Heilmittel handelt es sich um persönlich erbrachte Dienstleistungen.

Zu beachten ist, dass Hilfsmittel nicht budgetiert sind und keine Ausgleichszahlungen geleistet werden müssen.

Randnotiz:

Dagegen dürfen **Pflegehilfsmittel** wie beispielsweise Handschuhe, Desinfektionsmittel und Krankeneinmalunterlagen monatlich pro Pflegebedürftigen nicht mehr als € 40 kosten.

Für technische Pflegehilfsmittel wie beispielsweise Pflegebetten gelten keine finanziellen Obergrenzen. Sie sollten jedoch vorwiegend leihweise an Pflegebedürftige abgegeben werden.

Nachfolgend werden einige Produktgruppen zur Unterscheidung aufgeführt: Vergleichen Sie dazu auch die Veröffentlichungen des Bundesfachverbandes Medizinprodukteindustrie e.V. Wiesbaden.

Hilfsmittel
Sächliche medizinische Leistungen

- *Absauggeräte*
- *Applikationshilfen*
- *Badehilfen*
- *Bandagen*
- *Bestrahlungsgeräten*
- *Bindenhilfsmittel*
- *Einlagen*
- *Gehhilfen*
- *Hilfsmittel gegen Dekubitus*
- *Hilfsmittel bei Tracheostoma*
- *Hörhilfen*
- *Inhalations- und Atemtherapiegeräte*
- *Inkontinenzhilfen*
- *Kommunikationshilfen*
- *zur Kompressionstherapie*
- *Krankenfahrzeuge*
- *Lagerungsmittel*
- *Messgeräte für Körperzustände*
- *Orthesen*
- *Prothesen*
- *Sehhilfen*
- *Sitzhilfen*
- *Sprechhilfen*
- *Stehhilfen*
- *Stomaartikel*
- *Schienen*
- *Therapeutische Bewegungsgeräte*
- *Toilettenhilfen*

Pflegehilfsmittel sind folgende Produkte
Produktgruppe 50: zur Erleichterung der Pflege

- *Pflegebetten*
- *Pflegeliegestühle*
- *Pflegebettenzubehör*
- *Spezielle Pflegebetttische*

Produktgruppe 51: zur Körperpflege/Hygiene

- *Waschsysteme*
- *Duschwagen*
- *Produkte zur Hygiene im Bett wie Bettpfanne, Urinflasche, Urinschiffchen, wieder verwendbare saugende Bettschutzeinlage*

Produktgruppe 52: zur selbständigen Lebensführung/ Mobilität

- *Hausnotrufsysteme/ Solitärgeräte*
- *Hausnotrufsysteme, angeschlossen an eine Zentrale*

Produktgruppe 53: zur Linderung von Beschwerden

- *Lagerungsrollen*
- *Lagerungshalbrollen*

Produktgruppe 54: zum Verbrauch bestimmte Pflegehilfsmittel

- *Saugende Bettschutzeinlagen zum Einmalgebrauch*
- *Schutzbekleidung wie Einmalhandschuhe, Schutzschürzen, Fingerlinge*
- *Desinfektionsmittel*

Abbildung 21: Produktgruppen

Randnotiz:

Welche Gründe führen nun zu einer Ablehnung, wenn der Gesetzgeber eigentlich eine Finanzierung oder auch Bereitstellung im Sinne einer Leihgabe grundsätzlich vorsieht?

Mit folgenden Gründen haben Kassen – auch und gerade im stationären Bereich – Hilfsmittel abgelehnt:

- Das Haus muss entsprechende Hilfsmittel selbst besitzen.
- Das Hilfsmittel erleichtert nur der Pflegekraft die Arbeit.
- Der Pflegebedürftige ist nicht in der Lage, das Hilfsmittel selbst zu bedienen.
- Das Hilfsmittel soll nur zur Vorbeugung eingesetzt werden.
- Das Hilfsmittel ist nicht individuell.

All diese Aussagen wurden von einzelnen Krankenkassen gemacht und stehen so auch in den entsprechenden Bestimmungen. In dem Rahmen- und/ oder Versorgungsvertrag, den Kasse und Einrichtung miteinander abschließen, wird beispielsweise bestimmt, dass die Einrichtung geeignete Hilfsmittel in ausreichender Zahl vorzuhalten hat. Jedoch hat niemand jemals festgelegt, was der Begriff "ausreichend" bedeuten soll? Sind acht Rollstühle auseichend oder muss sich der Begriff "ausreichend" an der Gesamtzahl der Hausbewohner orientieren? Niemand wird für den Begriff "ausreichend" Zahlen aufstellen wollen. Denn wenn die Kasse vorschreiben würde, dass für 20 Prozent der Bewohner Rollstühle vorhanden sein müssten, so würden die Heime dies in den Vergütungsverhandlungen mit einbringen. Wenn eine Einrichtung 80 Bewohner hat, so würde sie natürlich auch nur 16 Rollstühle haben, denn den 17. müsste automatisch die Kasse finanzieren. Deshalb ist keiner der Vertragspartner daran interessiert den Begriff "ausreichend" zu klären.

Wurde einem Pflegebedürftigen ein ablehnender Bescheid der Kasse mit der oben genannten Aussage erteilt, so kann die Einrichtung im Sinne der "Betroffenheitsklausel" gegen den Bescheid Widerspruch einlegen und zwar beispielsweise mit folgender Begründung: "Wir halten ausreichend Hilfsmittel in unserer Einrichtung vor, aber dieses Hilfsmittel für diesen Pflegebedürftigen besitzen wir nicht und müssen wir auch nicht besitzen." Eine Begründung kann also nur über die **Individualität des Hilfsmittels** erfolgen. Da aber die gängigen Rollstühle stark genormt sind und deshalb kaum ein Pflegebedürftiger mit der Sitzhöhe, -breite, -tiefe, den Armlehnen oder Fußstützen hundertprozentig zurecht kommt, kann ein entsprechender Antrag kaum abgelehnt werden.

Randnotiz:

Die Ablehnung mit der Begründung, das Hilfsmittel erleichtere nur der Pflegeperson die Arbeit, ist ebenso gesetzlich, denn die Krankenkasse muss nur Hilfsmittel übernehmen, die der Beseitigung einer Krankheit dienen oder eine Behinderung ausgleichen. Teilweise kann eine solche Ablehnung auch durch die Diagnoseaufstellung auf dem Rezept hervorgerufen werden. Stellt ein Arzt beispielsweise ein Rezept für einen Rollstuhl aus und die Diagnose ist: HOP, also Hirnorganisches Psychosyndrom, so nimmt die Kasse an, es wäre für die Pflegekräfte einfacher, diesen Menschen in einem Rollstuhl zu bewegen. Denn bei HOPS wird mit diesem Hilfsmittel nicht die Krankheit beseitigt und auch nicht eine Behinderung ausgeglichen. Der Arzt sollte deshalb auf jedem Fall die richtige Diagnose, die einen der beiden Aspekte des § 33 SGB V erfüllen, aufschreiben.

Entsprechend ist eine Ablehnung mit der Begründung, der Pflegebedürftige könne das Gerät nicht selbst bedienen oder könne am Leben nicht mehr teilhaben, aus Sicht der Krankenkassen ebenso richtig wie die Aussage, es gehe nur um eine Vorbeugung. Natürlich fragt sich ein Beteiligter im Pflegeprozess, ob dieses Vorgehen sinnvoll ist. Ob tatsächlich erst gewartet werden muss, bis sich ein Dekubitus entwickelt hat, bevor der Pflegebedürftige eine geeignete Wechseldruck-Matratze erhält. Vom formalen Aspekt heraus betrachtet Ja, denn die Krankenkasse ist bezüglich Hilfsmittel nur dazu da, solche Mittel zu finanzieren, die eine bestehende Krankheit beseitigen oder eine Behinderung ausgleichen und ein drohendes Druckgeschwür ist nun mal keine Krankheit.

Ein Vergleich der Leistungsvoraussetzungen der Krankenkasse mit denen der Pflegekasse ergibt, dass sich beide Versicherungen wunderbar ergänzen. Hilfsmittelanforderungen, die die Krankenkasse nicht bewilligt, können – eventuell sogar mit der Begründung aus dem ablehnenden Bescheid – direkt an die Pflegekasse weitergegeben werden. Studiert man die beiden Gesetzestexte, zeigen sich Lükken, die genutzt werden sollten.

Hilfsmittel nach § 3 SGB V	**Pflegehilfmittel nach § 40 SGB XI**
"Versicherte haben Anspruch auf Versorgung mit Seh- und Hörhilfen, Körperersatzstücken, orthopädischen und anderen Hilfsmitteln, die im Einzelfall erforderlich sind, um den Erfolg der Krankenbehandlung zu sichern oder eine Behinderung auszugleichen."	*"Pflegebedürftige haben Anspruch auf Versorgung mit Pflegehilfsmitteln, die zur Erleichterung der Pflege oder zur Linderung der Beschwerden des Pflegebedürftigen beitragen oder ihm eine selbständigere Lebensführung ermöglichen..."*

Abbildung 22: Hilfs- und Pflegemittelanspruch

Randnotiz:

Es ist als entscheidend, den ablehnenden Bescheid aufmerksam zu lesen und als Begründung für einen Widerspruch zu verwenden.

Wichtig ist auch im Zusammenhang mit der Begutachtung zu beachten, dass jeder Gutachter beim Besuch des Pflegebedürftigen den Empfehlungsteil im Gutachten ausfüllen muss. Das heißt nun, ein Gutachter muss in seinem Formulargutachten die über die derzeitige Versorgung hinausgehenden Empfehlungen geben, unter anderem zum Thema Hilfsmittel. Falls nun hier *"nicht erforderlich"* angekreuzt wird, nützt ein kurz darauf für ein Hilfsmittel ausgestelltes Rezept nichts.

Deshalb sollten Sie als Gutachter im Rahmen der Begutachtung gezielt auf Hilfsmittel oder Pflegehilfsmittel hinweisen, wenn Sie nicht schon von den beteiligten Pflegekräften und Pflegepersonen danach gefragt wurden. Sie können aber als Gutachter jedoch nur darauf eingehen, wenn dieses Hilfsmittel **individuell** ist, die **Pflege** erleichtert, den Pflegebedürftigen ein **wenig** selbständiger werden lässt, seine Beschwerden lindert, seine Behinderung ausgleicht oder Krankheiten mildert. Häufig trifft eines dieser Kriterien zu oder ergibt sich aus der Natur der Sache.

Tages- und Nachtpflege § 41

Das Pflegeversicherungsgesetz sieht auch Tag- und Nachtpflege vor. Diese Leistung wird jedoch in Deutschland derzeit wenig in Anspruch genommen. Dies liegt vielleicht daran, dass pflegende Angehörigen einfach zu wenig Handlungsspielraum haben beziehungsweise ihre Leistungen gegenüber der Tages- und Nachtpflege nicht mehr ausgeschöpft werden können.

Ist beispielsweise ein Pflegebedürftiger tagsüber in einer Tagespflege und wird abends und nachts von einem pflegenden Angehörigen gepflegt, dann bleibt dem Pflegebedürftigen und Angehörigen kein Pflegegeld für diese Leistung übrig, das heißt der Angehörige muss am Abend und in der Nacht ohne entsprechende Anerkennung in Form von Geld pflegen. Häufig ist das Pflegegeld noch nicht einmal ausreichend, um den Pflegebedürftigen von Montag bis Freitag in einer Einrichtung betreuen zu lassen.

Der Anspruch (nach §41 Abs.2 SGB XI) auf eine solche teilstationäre Pflege umfasst je Kalendermonat: ohne Pflegegrad oder mit Pflegegrad 1 haben Sie keinen Anspruch.

1. für Pflegebedürftige der Pflegestufe II einen Gesamtwert bis zu

689 Euro Stand 01/01/2024

Randnotiz:

2. für Pflegebedürftige der Pflegestufe III einen Gesamtwert bis zu

1298 Euro Stand 01/01/2024

3. für Pflegebedürftige der Pflegestufe IV einen Gesamtwert bis zu

1470 Euro Stand 01/01/2024

4. für Pflegebedürftige der Pflegestufe V einen Gesamtwert bis zu

1995 Euro Stand 01/01/2024

Diese Beträge sind in der Regel schnell verbraucht. Zudem sind viele Tages- und Nachtpflegeeinrichtungen in Deutschland am Wochenende geschlossen und haben Öffnungszeiten wie ein durchschnittlicher Kindergarten und können damit eine Familie nicht wirklich entlasten.

Kurzzeitpflege § 42

Sollte die Pflegeperson verhindert sein, kann der Pflegebedürftige auch in die Kurzzeitpflege gegeben werden. Die Aufwendungen können sich im Kalenderjahr auf bis zu 1612 Euro belaufen. Aus noch nicht in Anspruch genommenen Mitteln der Kurzzeitpflege können maximal 806 Euro zur Aufstockung verwendet werden. Insgesamt stehen damit maximal 2.418 Euro jährlich zur Verfügung.

Zusatzleistungen bei erheblichem allgemeinen Betreuungsbedarf

Pflegebedürftige mit erheblichem allgemeinem Betreuungsbedarf – beispielsweise altersverwirrte, demenzkranke, geistig behinderte und psychisch kranke Pflegebedürftige – haben, wenn sie zu Hause gepflegt werden, Anspruch auf einen zusätzlichen Betreuungsbetrag in Höhe von bis zu 460 Euro je Kalenderjahr.

Die zusätzlichen Mittel müssen zweckgebunden für bestimmte im Gesetz aufgelistete Betreuungsangebote eingesetzt werden. Diese qualitätsgesicherten Sachleistungsangebote sollen die pflegenden Angehörigen entlasten

Randnotiz:

und die Pflegebedürftigen aktivieren, weil demenzkranke Pflegebedürftige besonders viel Aufmerksamkeit brauchen und manchmal auch besondere Unterstützung von ausgebildeten Fachkräften.

Zu diesen Betreuungsangeboten gehören beispielsweise Einrichtungen der Tages- und Nachtpflege, der Kurzzeitpflege, teilweise ambulante Betreuungsangebote sowie besondere Angebote der zugelassenen Pflegedienste im Bereich der allgemeinen Anleitung und Betreuung.

Vollstationäre Pflege § 43

Für die Pflege in einer vollstationären Einrichtung erhält der Pflegebedürftige monatlich folgende Pauschalbeträge:

1. für Pflegebedürftige der Pflegestufe I: 125 Euro Entlastungsbetrag
2. für Pflegebedürftige der Pflegestufe II: 770 Euro
3. für Pflegebedürftige der Pflegestufe III 1.262 Euro
4. für Pflegebedürftige der Pflegestufe IV 1.775 Euro
5. für Pflegebedürftige der Pflegestufe V 2.005 Euro

Änderung zum 1. Juli 2025: Verhinderungspflege und gemeinsamer Jahresbetrag für Verhinderungspflege und Kurzzeitpflege.

Der Anspruch auf Verhinderungspflege wird von 6 Wochen auf 8 Wochen verlängert.

Wann ein Mensch heimpflegebedürftig ist, ist in den Richtlinien geklärt. Bei Vorliegen der Pflegestufe I wird die Erforderlichkeit der Heimpflegebedürftigkeit schon unterstellt. Weshalb ein Pflegebedürftiger vollstationäre Hilfe ebenfalls braucht:

- fehlende Pflegeperson
- keine Bereitschaft von möglichen Pflegepersonen
- drohende oder schon vorhandene Überforderung der Pflegeperson.
- drohende oder schon vorhandene Verwahrlosung des Pflegebedürftigen.
- mögliche Eigen- und Fremdgefährdung des Pflegebedürftigen.

Randnotiz:

- räumliche Gegebenheiten im häuslichen Bereich, weshalb keine häusliche Pflege möglich ist und die nicht durch Maßnahmen im individuellen Wohnumfeld (§ 40 Hilfsmittel) verbessert werden können.

Soziale Sicherung § 44

Jeder, der für einen Pflegebedürftigen im Sinne des Gesetzes sorgt, hat Anspruch auf soziale Sicherung nach § 44. Eine Ausnahme sind Nicht-Erwerbstätige wie Frührentner und Personen, die älter als 65 Jahre und deshalb nicht rentenversicherungspflichtig sind.

Es gibt keine Leistungen nach § 44 mehr, wenn die Pflege des Pflegebedürftigen endet. Es besteht jedoch die Möglichkeit beim Arbeitsamt einen Antrag auf Leistungen nach dem § 46 Arbeitsförderungsgesetz zu stellen, den so genannten " Anspruch auf Unterhaltsgeld".

Das Pflegegeld wird nicht auf die Sozialhilfe angerechnet und ist nicht einkommenssteuerpflichtig.

Die Zahl der pflichtversicherten Pflegepersonen in der gesetzlichen Rentenversicherung betrug 1998 550 000 Personen. Mehr als 90 Prozent davon waren Frauen.

Pflegekurse § 45 Abs.1

"Die Pflegekassen sollen für Angehörige und sonstigen an einer ehrenamtlichen Pflegetätigkeit interessierten Personen Schulungskurse unentgeltlich anbieten, um soziales Engagement im Bereich der Pflege zu fördern und zu stärken, Pflege und Betreuung zu erleichtern und zu verbessern sowie pflegebedingte körperliche und seelische Belastungen zu mindern. Die Kurse sollen Fertigkeiten für eine eigenständige Durchführung der Pflege vermitteln. Die Schulung soll auch in der häuslichen Umgebung des Pflegebedürftigen stattfinden."

Da nur wenige Pflegekassen solche Kurse selbst abhalten können, haben sie Kooperationspartner, das heißt Einrichtungen mit Versorgungsvertrag, damit beauftragt.

PFLEGEASSESSMENT UND PFLEGEDIAGNOSEN

Randnotiz:

Bei der Erstellung eines Pflegegutachtens geht es insbesondere um die Einschätzung und Beurteilung der "Pflegebedürftigkeit" einer Person. In Bezug auf den Pflegeprozess ist damit die Einschätzung der Pflegebedürftigkeit einer Person mit Hilfe eines Pflegeassessments, die Benennung von Schwierigkeiten bei der Pflege in Form von Pflegediagnosen, die Ausarbeitung eines Pflegeplans sowie als Folge daraus die Pflegeinterventionen/-maßnahmen und die Berechnung des zeitlichen, materiellen und personellen Aufwandes zur Durchführung der nötigen Pflegemaßnahmen interessant. Im nächsten Abschnitt wird die Definition von Pflegebedürftigkeit nach SBG XI § 14 mit dem ihr zugrunde liegenden ADL-Konzept erläutert. ADL steht als Abkürzung für „Activities of daily living" und dient als Bestandteil der Definition der Pflegebedürftigkeit in der sozialen Pflegeversicherung (§ 14 SGB XI). Ein weitergehender pflegerischer Ansatz zur Beschreibung von Pflegebedürftigkeit wird anhand von Aktivitäten und Existenziellen Erfahrungen des Lebens, abgekürzt AEDL, aufgezeigt. Außerdem geht es um die Elemente Pflegeassessment und -diagnose auf der Grundlage dieses Konzeptes.

PFLEGEBEDÜRFTIGKEIT UND PFLEGEVERSICHERUNG

Zum Begriff der Pflegebedürftigkeit steht im elften Buch (XI) des Sozialgesetzbuches (SGB) – der so genannten sozialen Pflegeversicherung vom 26.05.1994 – unter § 14 folgendes:

§ 14 Begriff der Pflegebedürftigkeit

(1) Pflegebedürftige im Sinne dieses Buches sind Personen, die wegen einer körperlichen, geistigen oder seelischen Krankheit oder Behinderung für die gewöhnlichen und regelmäßig wiederkehrenden Verrichtungen im Ablauf des täglichen Lebens auf Dauer, voraussichtlich für mindestens 6 Monate, in erheblichem oder höheren Maße (§15) der Hilfe bedürfen.

(2) Krankheiten oder Behinderungen im Sinne des Absatzes 1 sind:

1. *Verluste, Lähmungen oder andere Funktionsstörungen am Stütz- und Bewegungsapparat,*
2. *Funktionsstörungen der inneren Organe oder der Sinnesorgane,*

Randnotiz:

3. Störungen des Zentralnervensystems wie Antriebs-, Gedächtnis- oder Orientierungsstörungen sowie endogene Psychosen, Neurosen oder geistige Behinderungen.

(3) Die Hilfe im Sinne des Absatzes 1 besteht in der Unterstützung, in der teilweisen oder vollständigen Übernahme der Verrichtungen im Ablauf des täglichen Lebens oder in der Beaufsichtigung oder Anleitung mit dem Ziel der eigenständigen Übernahme dieser Verrichtungen.

(4) Gewöhnliche und regelmäßige wiederkehrende Verrichtungen im Sinne des Absatzes 1 sind:

1. im Bereich der Körperpflege Waschen, Duschen, Baden, Zahnpflege, Kämmen, Rasieren, Darm- oder Blasenentleerung,
2. im Bereich der Ernährung mundgerechtes Zubereiten oder die Aufnahme der Nahrung,
3. im Bereich der Mobilität selbständiges Aufstehen und Zu-Bett-Gehen, An- und Auskleiden, Gehen, Stehen, Treppensteigen oder Verlassen und Wiederaufsuchen der Wohnung, im Bereich der hauswirtschaftlichen Versorgung das Einkaufen, Kochen, Reinigen der Wohnung, Spülen, Wechseln und Waschen der Wäsche und Kleidung oder Beheizen.

Diese Definition von Pflegebedürftigkeit ist nach Einschätzung des Kuratoriums Deutsche Altershilfe (1996) sehr eng, funktionell und verrichtungsorientiert. Sie ist an das Konzept der Activities of Daily Living (ADL) von Katz (1963) angelehnt und wurde um die so genannten Instrumental Activities of Daily Living (IADL) von Lawton & Brody (1969) erweitert. Die Einschätzung der ADL ist mit Hilfe des von Barthel & Mahony (1965) entwickelten Barthel-Index möglich. Ein neueres Konzept zur Einschätzung der funktionalen Selbständigkeit, die in Form des Funktionalen Selbständigkeitsindex (FIM) von Frommelt & de Langen (1995) für das Gebiet der Rehabilitation erarbeitet, wird nur in beschränktem Umfang berücksichtigt.

Randnotiz:

Verrichtungen im Ablauf des täglichen Lebens	Activities of Dailyliving (ADL)	Instrumental Activities of Daily Living (IADL)
• Körperpflege • Ernährung • Mobilität • Hauswirtschaftliche Versorgung	• Wach sein und schlafen • Sich waschen und kleiden • Essen und Trinken • Ausscheiden • Körpertemperatur regulieren • Atmen • Für Sicherheit sorgen • Sich bewegen • Sich beschäftigen • Kind, Mann, Frau sein • Kommunizieren • Sinn finden im Werden, Sein, Vergehen	• Gebrauch des Telefons • Einkaufen • Nahrung zubereiten • Haushaltsführung • Wäsche waschen • Gebrauch von Transportmitteln • Medikamenteneinnahme • Umgang mit Geld

Abbildung 23: Vergleich von Konzepten zur funktionellen Einschätzung

PFLEGEKONZEPTE UND PFLEGEBEDÜRFTIGKEIT

Das Konzept der Verrichtungen im Ablauf des täglichen Lebens, das in SGB XI § 14 aufgezeigt wird, ist sehr funktionell und reduziert. Andere pflegerische Konzepte wie die Aktivitäten des Täglichen Lebens, abgekürzt ATL, von Juchli 1994, die Lebensaktivitäten, LA nach Roper, Logan & Thierney (1993), die Aktivitäten und Existenziellen Erfahrungen des Lebens, abgekürzt AEDL, nach Krohwinkel (1993) und die funktionellen Verhaltensmuster nach Gordon 1997 bieten dagegen viel umfassendere Ansätze zur Beschreibung der Pflegebedürftigkeit. In der folgenden Tabelle werden diese kurz dargestellt.

Randnotiz:

Aktivitäten des Täglichen Lebens (ATL) Juchli (1994), aber andere Abfolge	**Lebensaktivitäten (LA)** Roper, Logan & Tierney (1993), aber andere Abfolge	**Aktivitäten und Existenzielle Erfahrungen des Lebens (AEDL)** Krohwinkel (1993), aber andere Abfolge	**Funktionelle Verhaltensmuster** Gordon (1997)
• Kommunizieren • Sich bewegen • Körpertemperatur regulieren • Sich waschen und kleiden • Essen und Trinken • Ausscheiden • Atmen • Wach sein und schlafen • Raum und Zeit gestalten, arbeiten und spielen • Kind, Frau, Mann sein • Sich sicher fühlen und verhalten • Sinn finden im Werden, sein, Vergehen	• Kommunizieren • Sich bewegen • Körpertemperatur regulieren • sich sauber halten und kleiden • Essen und Trinken • Ausscheiden • Atmen • schlafen • sich beschäftigen • Für eine sichere Umgebung sorgen • Sterben	• Kommunizieren • Sich bewegen • Vitale Funktionen des Lebens aufrechterhalten • Sich pflegen • Sich kleiden • Essen und Trinken • Ausscheiden • Ruhen und Schlafen • Sich beschäftigen • sich als Mann oder als Frau fühlen und verhalten • Für eine sichere Umgebung sorgen • Mit existenziellen Erfahrungen des Lebens umgehen • Soziale Bereiche des Lebens sichern	• Wahrnehmung und Umgang mit der eigenen Gesundheit • Ernährung und Soffwechsel • Ausscheidung • Aktivität und Bewegung • Schlaf und Ruhe • Kognition und Perzeption • Selbstwahrnehmung und Selbstkonzept • Rollen und Beziehungen • Sexualität und Reproduktion • Bewältigungsverhalten und Stresstoleranz • Werte und Überzeugungen

Abbildung 24: Darstellung pflegerischer Konzepte

Das AEDL-Konzept weist den umfassendsten Ansatz zur Beschreibung von Pflegebedürftigkeit. Demnach handelt es sich um Pflegebedürftigkeit, wenn ein Individuum oder eine Familie nicht mehr unabhängig im Leben aktiv sein kann und es Schwierigkeiten im Umgang mit existentiellen Erfahrungen des Lebens gibt.

Die gutachterliche Tätigkeit besteht also darin, durch Beobachtung, Befragung und körperliche Untersuchung im Rahmen des Pflegeassessments zu ermitteln, ob bei der betreffenden Person eine aktuelle oder potenzielle Einschränkung der Unabhängigkeit bezüglich Aktivitäten des Lebens oder im Umgang mit existenziellen Erfahrungen des Lebens besteht oder droht. Für eine aktuell bestehende Einschränkung in Form einer aktuellen Pflegediagnose werden ein Problemtitel (P), die das Problem verursachende oder beeinflussende Faktoren (E) und Symptome (S) und die Kennzeichen des Problems verwendet (PES-Struktur). Eine drohende Einschränkung wird in Form einer Risiko-Pflegediagnose mit einem Problemtitel (P) und den jeweiligen Risikofaktoren (R) dargestellt. Nachfolgend sind Beispiele für Pflegediagnosen aufgeführt.

Randnotiz:

P	Selbstversorgungsdefizit: Körperpflege	P	Dekubitusgefahr
E	Eingeschränkte körperliche Mobilität	R	Druckeinwirkung (> 1,5 - 2 h)
S	Unfähigkeit sich Rücken und Beine selbständig zu waschen		Inkontinenz Schwerkräfte beim Umlagern

Abbildung 25: Pflegediagnosen

Die Pflegediagnosen führen die Art der Pflegebedürftigkeit einzeln auf. Sie sind die Basis für die Erstellung und Dokumentation des Pflegeplans, für die Auswahl von geeigneten Pflegeinterventionen und -maßnahmen und zur Berechnung des zeitlichen, personellen und Hilfsmittel-Bedarfs (Abbildung 4.1). Die Kennzeichen der Pflegediagnosen helfen die Pflegeziele mit der pflegebedürftigen Person abzustimmen.

DIE PFLEGEDIAGNOSE SELBSTVERSORGUNGSDEFIZIT

Wie eng der Begriff der Pflegebedürftigkeit im SGB XI § 14 ausgelegt wird, kann auch dadurch erkannt werden, dass eine Pflegediagnose genügt, um nahezu alle Bereiche der Verrichtungen im Ablauf des täglichen Lebens zu bestimmen. Diese Pflegediagnose ist das so genannte "Selbstversorgungsdefizit", das nachfolgend nach Carpenito (1997) und Gordon (1997) ausgeführt wird. Danach ist ein Selbstversorgungsdefizit als ein Zustand beschrieben, in dem ein Individuum durch eingeschränkte motorische oder kognitive Fähigkeiten und Funktionen ein eingeschränktes Vermögen hat, jede der folgenden Selbstversorgungshandlungen durchzuführen.

Merkmale und Symptome

Selbstversorgungsdefizit: Essen

- Unfähigkeit, Nahrung zum Mund zu bringen
- Unfähigkeit, Nahrung zu zerkleinern; Nahrungsverpackungen zu öffnen
- Unfähigkeit, Nahrung zuzubreiten

Selbstversorgungsdefizit: Sich waschen/baden

inklusive Waschen des ganzen Körpers, Haare kämmen, Zähne putzen, Haut- und Nagelpflege, Schminken

Randnotiz:

- ➲ Verringerte Fähigkeit oder Widerwille, sich ganz oder teilweise zu waschen
- ➲ Verringerte Fähigkeit, den Wasserhahn zu öffnen
- ➲ Eingeschränkte Geschicklichkeit, zu einem Waschbecken, einer Dusche oder einer Badewanne zu kommen
- ➲ Verringerte Fähigkeit, die Wassertemperatur oder den Wasserdurchfluss einzustellen
- ➲ Verringerte Wahrnehmung für die Notwendigkeit der Körperhygiene/-pflege

Selbstversorgungsdefizit: Sich kleiden/Pflegen der äußeren Erscheinung

- ➲ Verringerte Fähigkeit, sich an/auskleiden
- ➲ Verringerte Fähigkeit, Knöpfe, Reißverschlüsse zuzumachen oder zu schließen
- ➲ Verringerte Fähigkeit, die eigene äußere Erscheinung zufrieden stellend zu pflegen
- ➲ Verringerte Fähigkeit, Kleidungsstücke auszusuchen, aufzuräumen

Selbstversorgungsdefizit: Ausscheiden

- ➲ Verringerte Fähigkeit, sich vom Bett zur Toilette oder auf die Bettpfanne zu begeben
- ➲ Verringerte Fähigkeit oder Widerwille, zur Toilette zu gehen
- ➲ Verringerte Fähigkeit, eine ausreichende Intimpflege zu betreiben
- ➲ Verringerte Fähigkeit, Kleidungsstücke vor der Ausscheidung auszuziehen
- ➲ Verringerte Fähigkeit, von der Toilette aufzustehen oder die Bettpfanne wegzubringen
- ➲ Verringerte Fähigkeit, auf der Toilette oder der Bettpfanne zu sitzen
- ➲ Verringerte Fähigkeit, den Spülknopf zu drücken oder den Toilettenstuhl zu entleeren

Selbstversorgungsdefizit: Instrumentell

- ➲ Verringerte Fähigkeit, das Telefon zu benützen
- ➲ Verringerte Fähigkeit beim Einkaufen

Randnotiz:

- ➲ Verringerte Fähigkeit, das Essen zuzubereiten
- ➲ Verringerte Fähigkeit, den Haushalt zu führen
- ➲ Verringerte Fähigkeit, Wäsche zu waschen oder zu bügeln
- ➲ Verringerte Fähigkeit und Möglichkeiten bei der Nutzung von Transportmitteln
- ➲ Verringerte Möglichkeiten bei der Medikamenteneinnahme
- ➲ Verringerte Fähigkeit im Umgang mit Geld

ÄTIOLOGISCHE ODER BEEINFLUSSENDE FAKTOREN

PATHOPHYSIOLOGISCHE EINFLUSSFAKTOREN

1. Neuromuskuläre Einschränkungen
   - ➲ Autoimmunbedingte Veränderungen wie Arthritis, MS
   - ➲ Metabolische oder endokrine Veränderungen wie Diabetes mellitus II, Hypothyreoidismus
   - ➲ Störungen des Nervensystems wie beispielsweise Parkinsonismus, Myasthenia gravis, Muskeldystrophie, Guillain Barré Syndrom
   - ➲ Koordinationsmängel
   - ➲ Spastizität
   - ➲ Muskelschwäche
   - ➲ teilweise oder totale Lähmung wie Rückenmarkschädigung, Apoplex
   - ➲ Hirntumor
   - ➲ Hirndruckanstieg
2. Muskuloskeletale Störungen
   - ➲ Atrophie
   - ➲ Muskelkontrakturen
   - ➲ Lupus erythematodes
   - ➲ Ödeme durch vermehrte Synovialflüssigkeit
3. Visuelle Störungen
   - ➲ Glaukom
   - ➲ Katarakt
   - ➲ Diabetische, hypertensive Retinopathie
   - ➲ Okulare Histoplasmose

Randnotiz:

- Hirnnerven Neuropathie
- Gesichtsfeldeinschränkungen

4. Depressionen
5. Ängste
6. Aktivitäts- oder Belastungsunverträglichkeit

BEHANDLUNGSBEDINGTE EINFLUSSFAKTOREN

- Externe Vorrichtungen wie Stützverbände, Schienen, IV-Leitungen
- Chirurgische Maßnahmen
- Frakturen
- Tracheostomie
- Enterostomie

SITUATIVE EINFLUSSFAKTOREN

- Immobilität
- Trauma
- Funktionseingeschränkte oder fehlende Gliedmaßen
- Hindernisse in der Umgebung

ENTWICKLUNGSBEZOGENE EINFLUSSFAKTOREN

Alter Mensch: Reduzierte visuelle, motorische Fähigkeit, Muskelschwäche, Demenz

DOKUMENTATION

Randnotiz:

Selbstversorgungsvermögen	0 = unabhängig			1 = verbale Unterstützung	
	2 = Unterstützung von anderen			3 = Unterstützung durch Personen und Hilfsmittel	
	4 = unabhängig				
	0	1	2	3	4
Essen/Trinken					
Körperpflege					
Sich kleiden/Pflege der äußeren Erscheinung					
Ausscheiden					
Beweglichkeit im Bett Aufstehen					
Aufsitzen/Aufrichten					
Treppensteigen					
Einkauf					
Kochen					
Haushaltsführung					

Hilfsmittel: ____ keine ____ Krücken ____Gehwagen
____ Gehstock ____ Schiene ____ Rollstuhl ____ andere

Körperliche Examination/Beobachtung
Muskuloskeletales System
Bewegungsunfähigkeit ______ vollständig andere ______________________________
Gleichgewicht/Gang ______ stabil ______ unsicher
Handgriff ______ gleich ______ stark ______ Schwäche/Lähmung (____ re ____ li)
Beinmuskulatur ______ gleich ______ stark ______ Schwäche/Lähmung (____ re ____ li)

Abbildung 26: Dokumentation der Einschätzung der Pflege nach den Aktivitäten des täglichen Lebens

Um die Pflege nach den Aktivitäten des täglichen Lebens einzuschätzen, kann nachfolgende Tabelle verwendet werden.

Randnotiz:

Lebensaktivität	Abhängigkeit	Unabhängigkeit
1. Für eine sichere Umgebung sorgen		
2. Kommunizieren		
3. Atmen		
4. Essen und Trinken		
5. Ausscheiden		
6. Sich sauber halten und kleiden		
7. Die Körpertemperatur regulieren		
8. Sich bewegen		
9. Sich beschäftigen		
10. Sich als Mann oder Frau fühlen		
11. Ruhen und schlafen		
12. Sinn finden		

Abbildung 27: Abhängigkeits-/Unabhängigkeits-Kontinuum auf der Grundlage der Aktivitäten des täglichen Lebens

OFT VERWENDETE PFLEGEDIAGNOSEN BEI ALTEN MENSCHEN

Neben dieser Pflegediagnose werden noch rund 120 weitere von der Nordamerikanischen Pflegediagnosevereinigung (NANDA) anerkannte Pflegediagnosen verwendet. Zu den am häufigsten verwendeten Pflegediagnosen bei alten Menschen zählen die nachfolgend angeführten Diagnosen, die in der einschlägigen Literatur von Gordon (1997b, 1997a), Doenges (1994), Carpenito (1997), Maas (1991) aufgeführt werden:

Es handelt sich dabei um folgende Diagnosen:

1. Beeinträchtigte körperliche Beweglichkeit
   - Transfer-Defizit
   - Eingeschränkte Gehfähigkeit
   - Eingeschränkte Beweglichkeit im Bett
   - Eingeschränkte Fortbewegung
2. Selbstversorgungsdefizit:
   - Körperpflege
   - Sich kleiden
   - Ausscheiden
   - Essen und Trinken
3. Eingeschränkte Denkprozesse
4. Beeinträchtigter Hautzustand
5. Reduzierte Herzleistung

Randnotiz:

6. Gefahr eines beeinträchtigten Hautzustandes, also Dekubitusgefahr
7. Wissensdefizit
8. Verletzungs-/Sturzgefahr
9. Schmerz
10. Inkontinenz
11. Obstipation
12. Sensorische Defizite wie reduzierte Seh- und Hörfähigkeit
13. Soziale Isolation
14. Unzureichende Reinigungsfähigkeit der Atemwege
15. Veränderte Nahrungsaufnahme, mehr als der Nährstoffbedarf: Adipositas

ZUSAMMENFASSUNG

Mit Hilfe des Pflegeassessments und der Pflegediagnosen ist es möglich, die Pflegebedürftigkeit über das enge funktionelle Verständnis von § 14 SGB XI hinaus umfassend zu erkennen und zu benennen. Aufgrund der einheitlichen Terminologie sowie der genauen inhaltlichen Beschreibung der einzelnen Diagnosen kann der Pflegegutachter die Pflegebedürftigkeit vergleichbar und nachvollziehbar beschreiben. Auf der Grundlage der einzelnen Diagnosen ist es möglich, detaillierte Pflegeassessments durch Pflegegutachter zu erstellen, und zwar auf einzelne Alters- und Betroffenengruppen eingehend. Außerdem ist es möglich die Pflegebedürftigkeit mit ihrer Hilfe exakter zu beurteilen. Auch das diagnostische Beurteilungsvermögen des pflegerischen Gutachters kann damit gezielter geschult werden. Grundlegende gutachterliche Fertigkeiten wie Beobachtung, körperliche Untersuchung und Befragung sind auf dieser Wissensbasis effektiver zu erlernen und zu vermitteln.

Mit einer einheitlichen Terminologie ist über die gutachterliche Tätigkeit hinaus aber auch die weitergehende Untersuchung und Erforschung einzelner Pflegediagnosen bezüglich deren Validität und Reliabilität einfacher. Die unterschiedlichen Ausprägungen von Pflegebedürftigkeit können mittels epidemiologischer Studien zudem quantitativ beschrieben werden.

Außerdem ist die Zuteilung und Abrechnung pflegerischer Leistungen für Pflegebedürftige und professionelle Pflegeanbieter durch eine einheitliche Pflegesprache transparenter. Mit einer einheitlichen Klassifikation von Pflegediagnosen, -zielen und -interventionen ist es einfacher, künftig einen pflegerischen Mindestdatenbestand, international Nursing minimum data set genannt (Werley & Lang 1988), zu entwickeln, Literaturdatenbanken hinsichtlich einzelner Pflegdiagnosen sowie angemessene Pflegeinterventionen aufzubauen. Schließlich fördert sie die Kommunikation zwischen den einzelnen Berufsgruppen im Gesundheitswesen.

Randnotiz:

Eine professionelle Pflege, die den Gegenstand ihres Handelns eindeutig bezeichnet, kann besser finanziert, kontrolliert, erforscht und gelehrt werden. Zudem ist sie eher in der Lage, ihre berufs- und gesundheitspolitischen Forderungen besser zu begründen und umzusetzen.

BEGUTACHTUNG I

Randnotiz:

Häufig verwendet der Gutachter ein Formulargutachten für den häuslichen Bereich und der teil- und vollstationären Pflege. In diesem Gutachten ist die Anlage zur Feststellung der Pflegebedürftigkeit nach SGB XI integriert.

Wie der Gutachter die Daten erhebt, ist ihm selbst überlassen. So kann er direkt in das Formular schreiben, sich Notizen machen oder in ein Diktiergerät sprechen.

GLIEDERUNG DES GUTACHTENS

Erster Abschnitt (Punkte 1-4):

- **Punkt 1**: Angabe aus der Sicht des Antragstellers zur Pflegesituation und derzeitigen Versorgung/ Betreuung.
- **Punkt 2**: Pflegerelevante Vorgeschichte
- **Punkt 3**: Krankheiten und Behinderungen und ihre Auswirkungen
- **Punkt 4**: Pflegebegründende Diagnosen

Zweiter Abschnitt (Punkte 5-6):

- **Punkt 5**: Gutachterliche Wertung auf Grund der erhobenen Befunde
- **Punkt 6**: Ergebnis der Prüfung des Vorliegens von Pflegebedürftigkeit

Dritter Abschnitt (Punkte 7-10)

- **Punkt 7**: Empfehlungsteil: Empfehlung an die Pflegekasse/ individueller Pflegeplan
- **Punkt 8**: Zusätzliche Empfehlungen/ Erläuterungen für die Pflegekasse
- **Punkt 9**: Prognose/ Wiederholungsbegutachtung
- **Punkt 10**: Beteiligte Gutachter

Die anrechenbaren Verrichtungen

Randnotiz:

Es kommen insgesamt 21 anrechenbare Verrichtungen inklusive Hilfebedarf und Zeitpunkt des Hilfebedarfs vor. Die Verrichtungen ergeben sich aus folgenden Komplexen:

Körperpflege/Ernährung/Mobilität/Hauswirtschaft

Im Bereich Körperpflege gibt es:

- Waschen
  - ✓ *Ganzkörperwäsche GK*
  - ✓ *Oberkörperwäsche OK*
  - ✓ *Unterkörperwäsche UK*
  - ✓ *Gesicht und Hände GH*
  - ✓ *Duschen/Baden DB*
  - ✓ *Zahnpflege*
  - ✓ *Kämmen*
  - ✓ *Rasur*
- Ausscheiden
  - ✓ *Wasserlassen*
  - ✓ *Stuhlgang*
  - ✓ *Richten der Kleidung*
  - ✓ *Wechsel der Windel nach Urin*
  - ✓ *Wechsel der Windel nach Stuhl*
  - ✓ *Wechsel kleiner Vorlagen*
  - ✓ *Wechsel/Entleeren des Urinbeutels/Stomabeutels*

Zum Bereich Ernährung gehört:

- Mundgerechte Zubereitung
- Nahrungsaufnahme oral
- Nahrungsaufnahme per Sonde

Zum Bereich Mobilität gehört:

- Aufstehen/Zubettgehen
- Umlagern
- Ankleiden Gesamtkörper GK

Randnotiz:

- Ankleiden Unterkörper UK
- Entkleiden Gesamtkörper GK
- Entkleiden Oberkörper OK
- Entkleiden Unterkörper UK
- Gehen/Treppensteigen
- Stehen (Transfer)
- Verlassen/Wiederaufsuchen der Wohnung/Pflegeeinrichtung

Zum Bereich Hauswirtschaft gehört:

- Beheizen der Wohnung
- Einkaufen
- Reinigen der Wohnung
- Wäsche waschen
- Bügeln
- Zubereitung von Mahlzeiten

Alle diese oben aufgeführten Verrichtungen sind nach § 14 SGB XI anrechenbar.

DER HILFEBEDARF

Zudem muss aber auch der Hilfebedarf bestimmt werden. Dabei ist zu unterscheiden zwischen:

A = Anleitung

B = Beaufsichtigung

U = Unterstützung

TÜ = Teilweise Übernahme

VÜ = Volle Übernahme

Arten der Hilfeleistung

Nachfolgend werden die Richtlinien, die die einzelnen Begriffe definieren, zitiert:

"Bei den Formen der Hilfe werden die Unterstützung, die teilweise oder vollständige Übernahme der Verrichtung sowie die Beaufsichtigung und Anleitung unterschieden.

Randnotiz:

Eine ***Unterstützung*** *liegt dann vor, wenn der Pflegebedürftige grundsätzlich zur selbständigen Erledigung einer Verrichtung in der Lage ist, jedoch zur Vorbereitung, Durchführung oder Nachbereitung ergänzende Hilfeleistung der Pflegeperson benötigt. Die Unterstützung kann Teil der aktivierenden Pflege sein. Eine Unterstützung zum Beispiel beim Waschen liegt vor, wenn eine bettlägerige Person sich zwar selbst waschen kann, aber das Waschwasser bereitgestellt, nach dem Waschen beseitigt oder ein Waschlappen angereicht werden muss. Weitere Beispiele sind die Auswahl geeigneter Kleidungsstücke im Rahmen des An- und Auskleidens, insbesondere bei geistig Behinderte, oder die Hilfe bei der Überwindung von Hindernissen (Treppensteigen, Bordsteinschwellen) bei einem hinsichtlich der Fortbewegung ansonsten selbständigen Rollstuhlfahrer.*

Eine ***teilweise Übernahme*** *der Verrichtung liegt dann vor, wenn eine Hilfe zur Vollendung einer teilweise selbständig erledigten Verrichtung benötigt wird. Eine teilweise Übernahme des Waschens liegt vor, wenn Gesicht und Körper selbständig gewaschen werden, für das Waschen der Füße und Beine aber die Hilfe einer Pflegeperson benötigt wird. Auch wenn eine Verrichtung begonnen, aber zum Beispiel wegen Erschöpfung abgebrochen wird, kann eine teilweise Übernahme der Verrichtung notwendig werden. Bei geistig verwirrten oder psychisch Kranken kann eine teilweise Übernahme dann erforderlich werden, wenn der Pflegebedürftige von der eigentlichen Verrichtung wiederholt abschweift oder die Verrichtung trotz Anleitung zu langsam und umständlich ausführt. In einem solchen Fall muss zum Beispiel das Waschen wegen Gefahr des Auskühlens von der Pflegeperson durch eine teilweise Übernahme zu Ende gebracht werden.*

Die teilweise Übernahme kann Bestandteil der aktivierenden Pflege sein. Sie ist dann darauf gerichtet, verloren gegangene Fähigkeiten wieder zu erlernen oder nicht vorhandene Fähigkeiten zu entwickeln. Auch wenn diese Ziele zum Beispiel bei rasch fortschreitenden Erkrankungen nicht mehr oder nur noch eingeschränkt zu verwirklichen sind, soll der Pflegebedürftige die Verrichtungen des täglichen Lebens so weit wie möglich selbständig übernehmen.

*Eine **vollständige Übernahme** liegt dann vor, wenn die Pflegeperson die Verrichtung selbst ausführt und der Pflegebedürftige sich dabei passiv verhält, ohne einen eigenen Beitrag zur Vornahme der Verrichtung zu leisten. Die vollständige Übernahme mehrerer Verrichtungen ist bei der Mehrzahl der Pflegebedürftigen nicht erforderlich. Sie kommt vor allem bei bewusstseinseingeschränkten oder gelähmten Menschen in Betracht. Werden die Hilfeleistungen bei der häuslichen Pflege durch Angehörige vollständig erbracht, so ist die Notwendigkeit der vollständigen Übernahme im Einzelfall kritisch zu prüfen.*

Randnotiz:

Hilfen in Form von Unterstützung und (teilweiser) Übernahme können in wechselseitiger Ergänzung bei einer Verrichtung erforderlich werden. So kann beim Waschen im Bett das Bereitstellen des Waschwassers (Unterstützung) notwendig sein. Der Pflegebedürftige wäscht sich dann Gesicht und Oberkörper selbst, benötigt dann aber zum Beispiel für den Rücken, den Intimbereich und die Beine wieder Hilfe der Pflegeperson (teilweise Übernahme).

*Eine **Anleitung** ist erforderlich, wenn die Pflegeperson bei einer konkreten Verrichtung den Ablauf der einzelnen Handlungsschritte oder den ganzen Handlungsablauf lenken oder demonstrieren muss. Dies kann insbesondere dann erforderlich sein, wenn der Pflegebedürftige trotz vorhandener motorischer Fähigkeiten eine konkrete Verrichtung nicht in einem sinnvollen Ablauf durchführen kann. Zur Anleitung gehört auch die Motivierung des Antragstellers bzw. Pflegebedürftigen zur selbständigen Übernahme der regelmäßig wiederkehrenden Verrichtung des täglichen Lebens.*

*Bei der **Beaufsichtigung** steht zum einen die Sicherheit beim konkreten Handlungsablauf der Verrichtungen im Vordergrund. Zum Beispiel ist die Beaufsichtigung beim Rasieren erforderlich, wenn durch unsachgemäße Benutzung der Klinge oder des Stroms eine Selbstgefährdung gegeben ist. Zum anderen kann es um die Kontrolle darüber gehen, ob die betreffenden Verrichtungen in der erforderliche Art und Weise durchgeführt werden.*

*Eine **allgemeine Beaufsichtigung**, die über die Sicherung der definierten Verrichtungen (auch zur Vermeidung von Eigen- und Fremdgefährdung bei diesen) hinausgeht, zum Beispiel bei umtriebigen Dementen oder geistig Behinderten, ist bei der **Feststellung des Hilfebedarfs nicht zu berücksichtigen**.*

Hinsichtlich der Relevanz von Anleitung und Beaufsichtigung für die Begutachtung von Pflegebedürftigkeit wird auf den Abschnitt "Besonderheiten der Beurteilung bei Personen mit psychischen Erkrankungen und/oder geistigen Behinderungen" verwiesen."

Randnotiz:

ABLAUF DER BEGUTACHTUNG

ANKÜNDIGUNG DES BESUCHS

Nach Eingang des Auftrags und Sichtung der Unterlagen wird der Pflegebedürftige in seinem Wohnumfeld besucht. Dieser Besuch muss rechtzeitig angekündigt oder vereinbart werden.

Für eine rechtzeitige Ankündigung gilt alles, was auf den Postweg noch zugestellt werden kann. Bei einer Vereinbarung muss der Pflegebedürftige oder der Leistungserbringer telefonisch kontaktiert werden.

Dabei handelt es sich um eine zweiseitige Willensvereinbarung. Das heißt, dass ein Gutachter nicht ohne Rücksprache einfach vor der Tür erscheinen kann, oder – wie es in stationären Einrichtungen oft gemacht wird – einen Pflegebedürftigen zusätzlich begutachtet.

DER BESUCH

Der Pflegebedürftige wird normalerweise in seinem Wohnumfeld begutachtet. Ausnahmen sind das Krankenhaus oder Rehabilitationseinrichtungen. Bei diesem Besuch im häuslichen Bereich sollte auch die Pflegeperson anwesend sein. In stationären Einrichtungen sollte jene Pflegekraft, die am besten die Situation des Pflegebedürftigen kennt, da sein. Dabei handelt es sich jedoch nur um Kann-Bestimmungen. Keine der beteiligten Pflegepersonen kann also diese Bestimmung einfordern. Vergleichen Sie dazu die Richtlinie, Punkt 2.3.

Jedoch hat der Pflegebedürftige das Recht, sich während der Begutachtung von einer dritten Person beistehen zu lassen, das heißt kein Pflegebedürftiger muss in der Begutachtungssituation dem Begutachter allein gegenüberstehen.

Bei eindeutiger Aktenlage ist im Ausnahmefall kein Besuch notwendig. Dann werden die Pflegebedürftigkeit sowie eine Pflegestufe per Aktenlage festgelegt

Randnotiz:

BEGUTACHTUNG IM KRANKENHAUS ODER IN EINER REHABILITATIONSEINRICHTUNG

Ist der Antragsteller gerade in einem Krankenhaus oder in einer Rehabilitationseinrichtung, wird im Allgemeinen die Begutachtung nach dem Entlassungstermin erfolgen. Gibt es aber Hinweise, dass die Situation nach der Entlassung nicht sichergestellt ist, muss eine Begutachtung innerhalb einer Woche nach Antragstellung oder Beauftragung vorgenommen werden.

Zu einer solchen Situation kommt es im stationären Fall nur dann, wenn ein Pflegebedürftiger bisher in keiner Pflegestufe eingeteilt war. Dies ist der Fall, wenn ein Pflegebedürftiger einen Heimplatz sucht oder wenn er aus dem betreuten Bereich in die vollstationäre Pflege wechselt. Für Einrichtungen ist es empfehlenswert, einen Pflegebedürftigen nur nach einer Begutachtung aufzunehmen, in der eine Pflegestufe oder eine Heimpflegebedürftigkeit festgestellt wurde. Ab Pflegestufe I ist die Notwendigkeit der Heimpflegebedürftigkeit anerkannt.

Nimmt dagegen eine Einrichtung einen Pflegebedürftigen ohne Pflegestufe auf beziehungsweise ohne dass ein Gutachten die Heimpflegebedürftigkeit attestiert, so können bei der Finanzierung Schwierigkeiten auftreten, vor allem wenn das Sozialamt einen Teil der Heimkosten tragen muss.

Für jeden Pflegebedürftigen besteht zwar grundsätzlich das Recht, sich eine Einrichtung seiner Wahl zu wählen. Wenn aber das Einkommen nicht reicht, um die Kosten zu decken, muss das Sozialamt die Differenz begleichen. Dafür hat das Sozialamt ein Mitspracherecht und wird den Pflegebedürftigen aus volkswirtschaftlichem Interesse nicht in der teuersten Einrichtung unterbringen.

Auch im häuslichen Bereich treten Situationen auf, die eine rasche Begutachtung – am besten noch im Krankenhaus – erforderlich werden lassen. Ist ein Antragsteller im Krankenhaus und es ist bereits sicher, dass noch vor der Entlassung in die Häuslichkeit bestimmte Vorkehrungen getroffen und Umbaumaßnahmen ausgeführt werden müssen, ist eine schnelle Begutachtung unbedingt notwendig. Aus der Pflegekasse kann nämlich eine notwendige Umgestaltung des Wohnraumes mit bis zu € 4000 wie in § 40 Absatz 4 SGB XI aufgeführt ist, bezuschusst werden. Jedoch nur wenn eine Pflegebedürftigkeit, also mindestens Stufe I vorhanden ist. Bei diesen Maßnahmen kann es sich um Türverbreiterung, Treppenlift, Badezimmerumgestaltung und so weiter handeln. Die Kasse muss diese Kosten nicht übernehmen und die Maßnahmen müssen vor der Ausführung beantragt werden.

Randnotiz:

Wenn Pflegebedürftige im Krankenhaus sind und eine Pflegebedürftigkeit ist schon nach wenigen Tagen abzuschätzen, dann sollte möglichst schnell gehandelt werden. Meist sind die Sozialarbeiter der Krankenhäuser dabei gern behilflich. Der Pflegebedürftige oder sein Vertreter sollte dennoch mit der Pflegekasse abklären, ob die Begutachtung schnell erfolgen kann.

In manchen Regionen können die Sozialarbeiter der Krankenhäuser so genannte vorläufige Einstufungen durchführen. Diese vorläufigen Einstufungen können auch von den Krankenkassen nach Aktenlage erfolgen. Sie sind dann so lange in Kraft bis eine endgültige Einstufung gemacht wird.

EIGENHEITEN BEI DER ERMITTLUNG DES HILFEBEDARFS

Eine besondere Situation ist, wenn der Antragsteller zum Zeitpunkt der Begutachtung keine eigene Wohnung mehr hat. Oft ist dies bei Begutachtung in stationären Einrichtungen der Fall. In diesen Fällen kann nicht, wie im ambulanten Bereich, für die Bemessung des zeitlichen Mindestaufwands für den festgestellten Hilfebedarf vom tatsächlichen Wohnumfeld, sondern von einer durchschnittlichen häuslichen Wohnsituation ausgegangen werden.

In Bezug auf die Erfassung von Art und Häufigkeit des Hilfebedarfs bei den einzelnen Verrichtungen sind die tatsächlichen Verhältnisse entscheidend, wenn professionell gepflegt wird. In diesen Fällen ist bei der Ermittlung der Verrichtungen der zeitliche Umfang der Laienpflege die Basis.

Mögliche Verbesserungen durch Prävention und Rehabilitation inklusive Pflege/Hilfsmittel sind bei Prüfung des Vorliegens von Pflegebedürftigkeit einzubeziehen, wenn die Veränderung mit hoher Wahrscheinlichkeit auftreten wird. Ist dagegen diese Veränderung nur möglich oder wahrscheinlich, ist der gegebenenfalls sich ergebende neue Hilfebedarf im Rahmen einer späteren Wiederholungsuntersuchung zu ermitteln. Dazu muss der Gutachter unter *"Prognose"* Punkt 6.2 und *"Termin zur Wiederholungsbegutachtung"* bei Punkt 9 im Gutachten entsprechende Hinweise machen.

HILFEBEDARF UND AKTIVIERENDE PFLEGE

"Aktivierende Pflege" bedeutet eine Pflegepraxis, die die Selbständigkeit und Unabhängigkeit des Patienten unterstützt. Die Pflege geht dauernd auf die Ressourcen des Patienten ein, so dass dieser unter Beaufsichtigung beziehungsweise Anleitung selbst aktiv sein kann. Sie soll für die Erhaltung beziehungsweise Wiedergewinnung der Selbständigkeit des zu pflegenden Menschen im Rahmen des medizinisch und pflegerisch Notwendigen sor-

Randnotiz:

gen. Dazu ist aber eine bestimmte Geisteshaltung des Pflegenden nötig: Die Abkehr vom Bild des passiven, zu verwahrenden pflegebedürftigen Menschen sowie eine nachvollziehbare Pflegedokumentation und -planung.

"Aktivierende Pflege" und Rehabilitationsmaßnahmen unterstützen den Pflegebedürftigen möglichst weitgehend selbständig im täglichen Leben zu sein beziehungsweise seine Selbständigkeit zu fördern, zu erhalten oder wiederherzustellen. Besonders wichtig ist, dass vorhandene Selbstversorgungsaktivitäten erhalten werden und solche, die verloren gegangen sind, wieder aktiviert werden, dass die Kommunikation verbessert wird und dass geistig und seelisch Behinderte, psychisch Kranke und geistig verwirrte Menschen sich sowohl in ihrer Umgebung als auch zeitlich auskennen.

UNTERSCHIEDE BEGUTACHTUNGSSITUATION UND ALLTAGSSITUATION

Zwischen Antragstellung und Begutachtung vergehen zurzeit in der Regel vier Wochen. Vor der Begutachtung werden zuerst die Unterlagen zur Vorbe-reitung des Gutachtens gesichtet, das heißt die Kasse sammelt alle zur Ver-fügung stehenden Unterlagen, um diese dem Gutachter zur Einsicht zu geben. Daraufhin wird ein Besuchstermin angekündigt oder vereinbart. Dies muss – wie oben aufgeführt – rechtzeitig geschehen. Grundsätzlich kann da-von ausgegangen werden, dass alles, was auf dem Postwege zugestellt wer-den kann, als rechtzeitig gilt. Entsprechend dem Vereinbarungsprinzip ist es aber auch möglich, dass ein Gutachter erst kurz vor dem Besuch anruft und sich ankündigt. Allerdings ist dabei zu überlegen, ob eine solch kurzfristige Anmeldung einer gerechten Begutachtung zuträglich ist, da eine gründliche Vorbereitung der Begutachtung für beide Parteien wichtig ist.

Der Gutachter sucht den Pflegebedürftigen in seiner Wohnung auf. Erst befragt er normalerweise die beteiligten Pflegekräfte. Dann wird der Pflegebedürftige begutachtet. Bei dieser Begutachtung lassen sich bisweilen große Abweichungen zwischen der Schilderung der Pflegeperson oder Pflegekraft und dem, was dem Gutachter vom Pflegebedürftigen geschildert wird bezie-hungsweise er dort sieht, feststellen.

So ist es möglich, dass Pflegebedürftige sich besonders bemühen und da-mit den Gutachter "blenden": Sie sprechen nur von Dingen, die sie genau wissen, mobilisieren die letzten Reserven und überspielen ihre kleinen Schwächen mit großer Geschicklichkeit. Viele Pflegebedürftige wollen sich und ihre Situation positiver darstellen als sie in Wahrheit ist. Einerseits weil

Randnotiz:

sie einen fremden Menschen vor sich haben, andererseits aber auch, weil dieser Mensch von einer öffentlichen Stelle kommt und vielleicht auch, weil es sich nicht schickt, dass man um Hilfe bittet.

AUFFORDERUNGEN

Eine Begutachtung ist auch deshalb schwierig, weil der Gutachter gezielt bestimmte Fragen stellt, die nur bedingt dazu geeignet sind, den Pflegeaufwand und die Einschränkungen eines Pflegebedürftigen zu bestimmen.

Die erste Frage ist normalerweise: *"Wie alt sind Sie?"* Hier sind nur zwei schnelle Antworten möglich: Das Alter oder das Geburtsdatum. Häufig wird die Frage von dementen Pflegebedürftigen gleich mit dem Geburtsdatum beantwortet. Fragt ein Gutachter nicht näher nach, so könnte er in seinem Gutachten: *"Zur Person orientiert"* vermerken. Bei näherer Nachfrage würde er aber schnell feststellen, dass die Angabe des Geburtstages nicht heißt, dass der Antwortende sein eigenes Alter kennt oder das aktuelle Datum. Jeder, der mit dementen Menschen zu tun hat, weiß, dass das Geburtsdatum sehr lange im Gedächtnis gespeichert ist. Fragt man weiter nach dem genauen Alter, werden aber die unglaublichsten Schätzungen gegeben.

Nachfolgend soll die Qualität der Begutachtung anhand der beiden Personengruppen *"körperlich eingeschränkt"* (Szenario 1) und *"kognitiv eingeschränkt"* (Szenario 2) dargestellt werden. Den Einschränkungen der beiden Personengruppen kann der Begutachter nur dann gerecht werden, wenn er mit größter Umsicht vorgeht.

Der Aufforderung nach zu kommen, die Arme hinter dem Kopf zu heben beziehungsweise die Arme hinter den Rücken zu nehmen, zeigen beim Szenario 1 sehr schnell die Einschränkungen. In Szenario 2 sind – solange die Aufforderung vorgeführt wird – keine Einschränkungen bemerkbar. Wird an dieser Stelle nicht nachgefragt, so kann aus der Ausführung auf folgende Beurteilung geschlossen werden: Der Versicherte kann sich die Haare kämen, ein Kleidungsstück über den Kopf ziehen und sich zumindest Teile des Oberkörpers selbst waschen. Außerdem kann ein Mensch, der in der Lage ist, die Arme hinter dem Kopf zu verschränken, natürlich die Arme auch vor den Kopf führen, also auch allein essen. Entsprechendes bedeutet auch die Aufforderung des Gutachters, die Arme hinter den Rücken zu nehmen. Wer die Arme hinter den Rücken nehmen kann, ist in der Lage, sich den Oberkörper selbst zu waschen, sich anzuziehen und nach dem Toilettengang eine Intimhygiene zu machen.

Randnotiz:

Eine qualifizierte Aussage darüber, ob dieser kognitiv eingeschränkte Mensch eine dieser Tätigkeiten jemals selbständig und zielgerichtet verrichten kann, ist aber damit nicht möglich.

Nachfolgendes Beispiel zeigt, dass sogar für beide Personengruppen keine qualifizierte Aussage zum Hilfebedarf erfolgen kann, wenn nicht umsichtig begutachtet wird.

Die Fragestellung richtet sich nun auf die Bewegungsfähigkeit der unteren Extremitäten. Dazu wird der Pflegebedürftige aufgefordert, sich zu erheben.

Szenario 1

Der körperlich eingeschränkte Pflegebedürftige wird sich erheben, wenn auch mit Hilfe eines Tisches, der vor ihm steht und an dem er sich hochziehen und halten kann. Der Gutachter zieht hier eventuell nur das Endergebnis in Betracht. Er könnte beispielsweise schreiben: *"Stehen selbständig"*. Noch gravierender wird es, wenn der Versicherte vom Gutachter gebeten wird, *"ein paar Schritte"* zu gehen. Der Pflegebedürftige wird sich nun mühsam mit kleinen Schritten von Möbelstück zu Möbelstück vorwärts bewegen. Er wird in der Regel 0,5 bis 1,5 Meter zurücklegen. Mehr will der Gutachter von diesem hilfsbedürftigen Menschen nicht verlangen.

Hier könnte im Gutachten stehen: *"Gehen bedingt selbständig"*. Das Gehen innerhalb der Richtlinie wird als ein Gehen innerhalb der Wohnung über den Flur angesehen. Der Pflegebedürftige in Szenario 1 kann nicht selbständig die Wegstrecke von durchschnittlich 8 Meter ohne Hilfe bewältigen. In den Richtlinien wird das Gehen wie folgt dargelegt: *"Unter Gehen ist das Bewegen innerhalb der Wohnung zu verstehen ... Fortbewegung beinhaltet bei Rollstuhlfahrern auch die Benutzung des Rollstuhls."* Somit wäre einen Rollstuhl über den Flur zu schieben, der Hilfebedarf *"Gehen bei voller Übernahme"*.

Als nächstes wird in der Richtlinie erläutert: *"Der Gutachter hat den Zeitaufwand für das Gehen unter Berücksichtigung der in der Wohnung zurückzulegenden Wegstrecke und unter Berücksichtigung der Bewegungsfähigkeit des Pflegebedürftigen abzuschätzen. Als Maß für die Gehstrecke bei der einzelnen Verrichtung in der durchschnittlichen häuslichen Wohnsituation* – vergleiche Punkt 2.4 der Richtlinie *-ist eine einfache Gehstrecke von 8 Metern anzunehmen."*

Unter einer durchschnittlichen häuslichen Wohnsituation wird verstanden:

- *"1. Etage/kein Aufzug/nicht ebenerdig erreichbar"*
- *"zwei Zimmer, Küche, Diele, Bad"*
- *"Zweipersonenhaushalt"*
- *"Keine behindertengerechte Ausstattung/Zentralheizung/Standardküche/Kochnische mit Elektroherd beziehungsweise Gasherd/Standard-WC/Bad/Waschmaschine".*

Randnotiz:

Vergleichen Sie dazu auch Richtlinie, Punkt 2.4

Szenario 2

Der Pflegebedürftige, der oft körperlich mobil, aber kognitiv eingeschränkt ist, bewegt sich zwar ohne Schwierigkeiten, aber wohin und mit welchem Ziel?

Der Pflegebedürftige mit Störungen des Zentralnervensystems (ZNS) ist zwar in der Lage zu gehen, findet aber sein Zimmer nicht, begibt sich nicht zielgerichtet zur Toilette, wenn er beispielsweise zur Toilette muss.

Dies alles wird der Gutachter in beiden Szenarien mit einer einfachen Fragestellung nicht erfahren. Der Gutachter muss also genauer nachfragen, sich bei den Beteiligten der Pflege erkundigen. Oder diese sollte diese Probleme von sich aus ansprechen.

Besonders Szenario 2 wird in der Richtlinie ausdrücklich erläutert. Es heißt: *"Demenzkranke sind die weitaus größte Gruppe aller psychisch Erkrankten. Hier kann das manchmal unauffällige Erscheinungsbild in der Begutachtungssituation Anlass zur Fehldeutung geben. Die Antragsteller können, zumal in vertrauter Umgebung, bei der Kontaktaufnahme zunächst orientiert und unauffällig wirken, so dass die Einschränkung der seelisch-geistigen Leistungsfähigkeit nicht deutlich wird. Hier kann gezieltes Befragen, zum Beispiel zur Krankheitsvorgeschichte und aktuellen Lebenssituation, dennoch Defizite aufzeigen."*

VORBEREITUNG FÜR DIE BEGUTACHTUNG

Damit eine Begutachtung von Anfang an richtig verläuft, ist eine gute Vorbereitung wichtig. Häufig haben Gutachter eine gewisse Fragestrategie erlernt, die sie immer und immer wieder anwenden, ohne die Ist-Situation des Pflegebedürftigen zu hinterfragen.

Randnotiz:

Vor allem bei Pflegebedürftigen mit kognitiven Schwächen passiert es oft, dass die Beteiligten der Pflege den Hilfebedarf nicht entsprechend transparent machen können. Sie teilen mit, welche Dinge der Pflegebedürftige selber machen kann, welche er immer wieder vergisst, was einem Dementen den Tag über alles aus dem Gleichgewicht bringen kann und zeigen auf, welche Pflegearbeit erforderlich ist.

In der Begutachtung müssen der Gutachter, die Pflegekraft oder -person für eine reale Alltagssituation sorgen. Wenn also ein nicht orientierter Pflegebedürftiger sich mehrfach am Tag verschiedenste Kleidungsstücke übereinander zieht – beispielsweise drei Pullover über das Nachthemd - so soll dies auch während der Begutachtung bemerkt werden können. Weshalb sollte also ein Mensch, der das mehrfach am Tag macht, gerade am Tag der Begutachtung sauber und adrett gekleidet vor dem Gutachter sich zeigen.

Wenn nun ein Pflegebedürftiger körperlich sehr mobil ist, aber dennoch kognitiv nicht dazu in der Lage ist, sich an- oder auszukleiden, sollte dies in der Begutachtung ebenso erkannt werden. Deshalb sollte der Pflegebedürftige während der Begutachtung gebeten werden, beispielsweise eine Strickjacke an- beziehungsweise auszuziehen. Dann kann der Pflegebedürftige seinen Hilfebedarf nicht mehr verbergen.

Hat ein Pflegebedürftiger Schwierigkeiten bei der alltäglichen Nahrungsaufnahme oder beim Trinken, sollte auch hier die Begutachtung dazu verwendet werden, den Alltag widerzuspiegeln. Wer nun jeden Tag sein Brot zerkrümelt oder "für schlechte Zeiten" in die Handtasche steckt, wird dies auch in der Begutachtung tun, wenn es etwas zum Essen gibt. Wer mehrfach täglich nicht aus einem Glas trinken kann, wird es auch in der Begutachtung nicht können.

Es geht hier nur darum, alle Beteiligten dazu zu ermuntern, den alltäglichen Hilfebedarf in der Begutachtungssituation transparent zu machen.

Ein anderes wichtiges Mittel der Vorbereitung ist die Dokumentation. Nur durch sie kann der Hilfebedarf deutlich aufgezeigt werden. Dazu zählt auch eine nachvollziehbare Pflegeplanung, aus der die Schwierigkeiten, vor allem die gerontopsychiatrischen Veränderungen, deutlich hervorgehen. So sollte das Schlagwort "Demenz" nicht ein Beurteilungskriterium sein, sondern die individuelle Ausprägung. Ist die Pflege aussagefähig geplant, ist der Name der Krankheit nicht wichtig, und trotzdem müssen alle Kollegen sofort erkennen können, um welchen Pflegebedürftigen es sich handelt. Auch ein Externer, in diesem Fall der Gutachter, muss den Hilfebedarf ableiten können.

Randnotiz:

Wenn nun der Gutachter mit den beteiligten Pflegekräften gesprochen, den Pflegebedürftigen begutachtet und sich vielleicht auch Notizen gemacht hat, eventuell sogar das Gutachten direkt ausgefüllt hat, dann geht es um eine Reihe anderer Fragen:

- Reicht das aus, um eine gerechte Einstufung vorzunehmen?
- Sehen Sie sich den Punkt 5 – Bestimmung der Pflegebedürftigkeit – im Gutachten näher an: Meinen Sie, dass der Hilfebedarf eines Pflegebedürftigen in einer solch kleinen Spalte Platz hat?
- Wenn Sie als Gutachter später diesen Hilfebedarf in das Gutachten eintragen müssen, wie hilfreich sind diese knappen Aufzeichnungen dann?
- Was ist Ihnen als Gutachter von dem Pflegebedürftigen noch im Gedächtnis?
- Was haben Sie mit den Beteiligten beredet?

Es gibt nur wenige Menschen, die ein solch gutes Gedächtnis haben, dass sie nach sechs bis acht Begutachtungen pro Tag noch den ersten Fall deutlich erinnern. Nur mit der Pflegeplanung kann diese Informationslücke geschlossen werden beziehungsweise Hilfestellung gegeben werden. Deshalb sollte vor jeder Begutachtung, die Pflegeplanung kopiert und dem Gutachter am Begutachtungstag gegeben werden. Ferner sollte der Gutachter die Pflegeplanung und vielleicht den Pflegebericht verlangen, damit er sich die Arbeit erleichtern kann. In den Richtlinien (Punkt 3) steht nämlich: "Die vorliegenden Fremdbefunde sind zu prüfen und auszuwerten. Es sind nur solche Fremdbefunde (möglichst mit Datum ...) zu erfassen, die bedeutsame Angaben enthalten über:

- die pflegeverursachenden Funktionsstörungen,
- die Art und den Umfang des Pflegebedarfs.

Hierzu können insbesondere Krankenhaus-, Rehabilitations- und Arztberichte ... sowie Pflegedokumentation ... gehören. Pflegeberichte sind ebenso zu berücksichtigen ..."

Der Gutachter muss also die Dokumentation heranziehen. Ansonsten kann er nicht erfahren, welche Art und welchen Umfang die Pflege einnimmt.

Bedenken in Bezug auf den Datenschutz räumt die Richtlinie aus: *"Bei der Ankündigung des Besuchs ist auf die Verpflichtung der Pflegeeinrichtung hinzuweisen, die zur Begutachtung erforderlichen Unterlagen, insbesondere die Pflegedokumentation vorzulegen ..."* Vergleichen Sie dazu die Richtlinie und SGB XI § 18 Abs. 4.

Randnotiz:

Außerdem gibt der Pflegebedürftige in der Regel schon bei der Antragstellung sein Einverständnis, dass die Pflegekasse beziehungsweise der Medizinische Dienst der Krankenkasse die zur Begutachtung erforderlichen Unterlagen einsehen darf.

Mit Zustimmung des Versicherten ist es auch möglich, die nötigen Unterlagen zu kopieren. Als Gutachter können Sie diese auch mitnehmen. Falls der Gutachter die Unterlagen nicht mitnimmt, können sie auch an die MDK-Geschäftsstelle geschickt werden, damit die Informationen in die Gutachtenerstellung einbezogen wird.

Haben Demente in der Richtlinie Nachteile?

Ein Hilfebedarf kommt nur im Rahmen des Notwendigen und auf den Gebieten der **Körperpflege, Ernährung** und **Mobilität** in Frage. Dagegen wird ein Hilfebedarf, der sich nur in der Hauswirtschaft, in der Behandlungspflege oder in einer dauernden Aufsicht ergibt, nicht berücksichtigt. Somit gibt es dann auch keine soziale Betreuung. Das heißt aber nun nicht, dass Demente und psychisch Kranke oder Behinderte überhaupt nicht im Pflegeversicherungsgesetz vorkommen: in den Richtlinien werden folgende Aussagen gemacht: *"Psychisch Kranke und geistig Behinderte sind häufig in der Lage, Maßnahmen ganz oder teilweise durchzuführen. Je nach Fall fehlt die Motivation, fehlt die Einsicht, wird die Maßnahme nicht zielgerichtet durchgeführt, wird die Maßnahme nicht zu Ende geführt, oder die Maßnahme endet in einer Fremd- oder Eigengefährdung."*

Jeder dieser Gesichtspunkte ist leicht im Tagesablauf festzustellen:

Mangelnde Motivation

Wer weiß nicht von Pflegebedürftigen, die – aus welchem Grund auch immer – keinen Antrieb haben sich beispielsweise zu waschen oder zu ernähren, aber nach Aufforderung dennoch die Verrichtung machen. Ohne eine Aufforderung würde sie aber nicht durchgeführt.

Mangelnde Einsicht

Es gibt einige Pflegebedürftige, die es nicht für notwendig halten sich zu waschen oder überzeugt davon sind, schon alle Maßnahmen vollständig durchgeführt zu haben. Sie lehnen deshalb die Hilfe ab.

Randnotiz:

Nicht zielgerichtet:

Wenn Demente oder psychisch Kranke gebeten werden, sich mit dem Waschlappen das Gesicht zu waschen, beginnen sie nicht mit dem Gesicht, sondern in der Regel an den unteren Extremitäten oder im Intimbereich. Oder sie waschen sich dauernd nur an einer Körperstelle.

Nicht zu Ende geführt

Hierzu gehört beispielsweise das Aufstehen während der Mahlzeit, das Entfernen aus dem Badezimmer, obwohl das Waschen noch nicht fertig ist.

Fremd- und Eigengefährdung

Zu einer Eigen- und Fremdgefährdung im häuslichen Bereich kann es immer kommen, wenn ein Pflegebedürftiger beispielsweise den Herd anmacht und so weiter und vergisst, diese Gerätschaften wieder auszumachen.

DEMENTE IM TAGESABLAUF

Als eine weitere Besonderheit bei der Einstufung von psychisch Kranken und Behinderten kann ein schwankender Hilfebedarf angesehen werden, das heißt: *"Einige psychisch kranke Pflegebedürftige sind tagsüber nur relativ leicht gestört, während sie am späten Nachmittag und nachts unruhig und verwirrt sind."* Deshalb müssten solche Pflegebedürftige eigentlich abends begutachtet werden.

Außerdem heißt in der Richtlinie: *"Der Hilfebedarf wird seitens des Pflegebedürftigen häufig nicht wiedergegeben oder auch verharmlost."* Auch dies passiert im Alltag oft, wenn Pflegebedürftige gefragt werden, ob sie Hilfe brauchen. Entweder sie sagen strikt nein oder sie äußern sich nicht richtig zu Art und Umfang oder sie wollen aus Scham den Hilfebedarf überhaupt nicht zu geben. Daraus kann sich ergeben, dass eine Hilfe aus Sicht des Pflegebedürftigen überhaupt nicht nötig ist, dass der Hilfebedarf als gering und belanglos eingestuft wird oder dass Probleme und Hilfebedarf bei der Ausscheidung geleugnet werden. Hier sind die Pflegedokumentation und analog dazu das Pflegetagebuch zu Hause hilfreich. Der Tagesablauf kann chronologisch niedergeschrieben oder eine Liste erstellt werden.

Wie ein solches Tagebuch aussehen kann, erfahren Sie in der nächsten Lerneinheit.

Fragen und Antworten

Beschreiben Sie die fachlichen Voraussetzungen für eine Tätigkeit als Pflegegutachter

Als Pflegegutachter bedarf es einer überdurchschnittlichen Berufsqualifikation, entsprechender Erfahrungen sowie der Gelegenheit zur Nutzung spezieller Einrichtungen, falls diese zur Gutachtenerstellung benötigt werden.

Nennen Sie die Vorteile eines Hausbesuchs!

Mit Hilfe eines Hausbesuches kann der Sachverständige insbesondere die Frage nach dem pflegerischen Aufwand und den Hilfsnotwendigkeiten beantworten: Bei der Frage des pflegerischen Aufwandes muss sowohl auf die notwendige Zeit als auch auf die praktische Tätigkeit und die dafür notwendigen Fachkenntnisse eingegangen werden. Er kann aber auch finden, dass ein Mehraufwand wegen der Fort- und Weiterbildung der Betreuer nötig ist. Vor allem aufgrund der Zeitmessungen kann der Sachverständige Selbständigkeit oder Unselbständigkeit in den verschiedenen Lebensbereichen einschätzen.

Durch wen wird der Pflegesachverständige in der Regel beauftragt?

Der freie Sachverständige, der pflegerische Gutachten wie Pflegebedarfsermittlungen erstellt, wird vor allem Gutachten im Privatauftrag erstellen. Dabei muss er sich um die finanziellen Aspekte und um eine eventuelle vertragliche Absicherung kümmern. Wenn er dagegen von einer öffentlichen Stelle wie einem Landgericht oder einer Sozialbehörde zur Gutachterstellung aufgefordert wird, was aber wesentlich seltener geschieht, muss er sich darum nicht kümmern.

In wie fern sollen Vorgutachten mit einbezogen werden?

Ratsam ist es die Vorgutachten lediglich zum Erkennen und Sammeln von Fakten zu nutzen. Auf keinen Fall sollten Sie versuchen, dem Vorgutachter Fehler nachzuweisen. Nehmen Sie einfach an, jeder Vorgutachter beurteilt die Situation so gut, wie es ihm möglich ist.

Welche Kriterien sprechen für eine Einstufung als Arbeitnehmer?

- Es sind **feste Arbeitszeiten** vorhanden und die **Arbeitskraft** wird geschuldet und nicht der Erfolg.
- Die Bezüge sind gleich bleibend und ein Anspruch auf soziale Leitungen besteht.
- Die Vergütung wird auch **im Krankheitsfall** weiter bezahlt und der Betreffende hat **Urlaubsanspruch**.
- Bei zusätzlichem Zeitaufwand gibt es eine **Überstundenvergütung**.

➲ Es wird **kein Kapital** eingesetzt.

Wann spricht man von einer Haupt- und wann von einer Nebentätigkeit?

Eine Nebentätigkeit besteht nur, wenn sie sich von der Haupttätigkeit unterscheidet. Ist die Nebentätigkeit aber Ausfluss der Haupttätigkeit, dann werden die Einnahmen insgesamt zur Haupttätigkeit da zugezählt.

Zählt also die zusätzliche Tätigkeit zum Hauptberuf, dann handelt es sich nicht um eine Nebentätigkeit. Bei Überstunden, die im Rahmen des Arbeitsverhältnisses ausdrücklich gewollt sind, trifft dies immer zu.

Wann kann die Kleinunternehmer-Regel in Bezug auf die Umsatzsteuer sinnvoll sein?

Die Kleinunternehmer-Regelung ist von Vorteil, wenn die Leistungen vor allem an privaten Endabnehmer erbracht werden oder die Umsätze aus anderen Gründen überwiegend umsatzsteuerfrei sind. Für die normale Umsatzbesteuerung sollte man sich entscheiden, wenn die Leistungen vor allem an Unternehmer erbracht werden, die zum Vorsteuerabzug berechtigt sind, oder wenn man sich aufgrund von größeren Anschaffungen die Vorsteuer erstatten lassen kann.

Wann muss ein Gewerbetreibender bilanzieren?

Einzelunternehmen sind nur dann bilanzierungspflichtig, wenn sie die Grenzwerte für Umsatz und Gewinn von 800.000 € bzw. 80.000 € in zwei aufeinanderfolgenden Geschäftsjahren überschreiten. Unterliegen sie der Bilanzierungspflicht, besteht der Jahresabschluss aus der Bilanz und einer GuV.

Beschreiben Sie die einzelnen Schritte für ein Verfahren zur Feststellung der Pflegebedürftigkeit nach § 18 SGB XI!

Folgende Schritte sind für das Verfahren vorgesehen:

1. Wer von der Pflegeversicherung Leistungen erhalten will, muss bei seiner Pflegekasse einen Antrag nach §18 (1) stellen.
2. Die Pflegekasse schaut die eingereichten Unterlagen durch und überprüft die versicherungsrechtlichen Voraussetzungen.
3. Die Pflegekasse teilt dem Versicherten seine Mitwirkungspflicht mit und holt die schriftliche Einwilligung ein, damit sie den behandelnden Ärzten, eventuell die stationäre Pflegeeinrichtung oder den ambulanten Pflegedienst und die beteiligten Pflegepersonen befragen kann.

4. Die Pflegekasse übergibt den Antrag an den Medizinischen Dienst der Krankenversicherung, abgekürzt MDK.
5. Pflegefachkräfte und Ärzte begutachten. Der MDK fällt dann anhand der vorliegenden Unterlagen, die Entscheidung, welcher Gutachter aus welcher Profession den Versicherten einen Besuch abstattet.
6. Die Begutachtung erfolgt "vor Ort", also zu Hause oder in der Pflegeinstitution, so genannter "Hausbesuch" § 18 (2).
7. Mit einem einheitlich strukturierten Begutachtungsbogen wird vom Gutachter festgestellt, ob überhaupt Pflegebedürftigkeit vorliegt und wie viel Zeit ein Familienangehöriger oder eine andere nicht professionelle Pflegeperson für die anfallende Grundpflege und hauswirtschaftliche Versorgung braucht.
8. Das Ergebnis der Begutachtung erhält die Pflegekasse in Form eines Gutachtens.
9. Die Pflegekasse informiert den Versicherten über das Ergebnis der Einschätzung von Pflegebedürftigkeit im Sinne des SGB XI und die damit verbundenen Pflegestufe.
10. Die Pflegekasse informiert den Versicherten zudem darüber, dass er gegen diesen Bescheid innerhalb von vier Wochen Widerspruch einlegen kann.
11. Wird Widerspruch eingelegt, prüft die Pflegekasse auf Basis der Aktenlage, ob der Widerspruch berechtigt ist.
12. Besteht der Versicherte oder sein Vertreter dennoch auf seinen Widerspruch, dann kann eine Klage beim Sozialgericht mit Sitz am Wohnort des Klägers eingereicht werden.

Wodurch zeichnen sich die Pflegestufen III, IV, V aus?

➲ Pflegestufe III

Bei den Pflegebedürftigen der Stufe III handelt es sich um erheblich pflegebedürftige Personen. Sie brauchen mindestens einmal täglich Hilfe bei wenigstens zwei Verrichtungen aus einem oder mehreren Bereichen, zusätzlich mehrfach wöchentlich hauswirtschaftliche Versorgung.

Der Zeitaufwand beträgt mindestens 90 Minuten im Tagesdurchschnitt, davon mehr als 45 Minuten für die Grundpflege ohne Hauswirtschaft.

➲ Pflegestufe IV

Bei Pflegebedürftigen der Stufe IV handelt es sich um Schwerpflegebedürftige. Sie brauchen min-destens dreimal täglich Hilfe zu verschiedenen Tageszeiten, zusätzlich mehrfach wöchentlich eine hauswirtschaftliche Versorgung.

Der Zeitaufwand beträgt mindestens 180 Minuten im Tagesdurchschnitt, davon mindestens 120 Minuten Grundpflege ohne Hauswirtschaft.

➲ Pflegestufe V

FRAGEN & ANTWORTEN

Bei Pflegebedürftigen der Stufe V handelt es sich um Schwerstpflegebedürftige. Sie brauchen Rund-um-die-Uhr-Betreuung und nächtliche Hilfe.

Der Zeitaufwand beträgt mindestens 300 Minuten im Tagesdurchschnitt, davon mindestens 240 Minuten Grundpflege ohne Hauswirtschaft.

Was versteht man unter einer Kombinationsleistung ?

Die Kombinationsleistung wird in § 38 SGB XI geregelt. Die Kombinationsleistung dient dazu, die Pflege im häuslichen Bereich zu stärken und zu unterstützen. Der Pflegebedürftige hat somit die Möglichkeit gleichzeitig Pflegegeld und Pflegesachleistungen abzurufen. Die Verteilung der Kombinationsleistung erfolgt nach Prozenten. Das Pflegegeld wird um den Prozentsatz verringert, zu dem der Pflegebedürftige Sachleistungen in Anspruch genommen hat.

Was ist der Unterschied zwischen Hilfsmittel, Heilmittel und Pflegemitteln?

Hilfsmittel sind sächliche medizinische Leistungen. Heilmittel sind dagegen zum Beispiel Krankengymnastik, Ergotherapie oder Logopädie. Bei Heilmittel handelt es sich um persönlich erbrachte Dienstleistungen. Zu beachten ist, dass Hilfsmittel nicht budgetiert sind und keine Ausgleichszahlungen geleistet werden müssen. Pflegehilfsmittel sind zum Beispiel Handschuhe, Desinfektionsmittel und Krankeneinmalunterlagen. Sie dürfen monatlich pro Pflegebedürftigen nicht mehr als € 40 kosten.

Wie wird die Pflegebedürftigkeit in § 14 des XI. Buches des SGB definiert?

Pflegebedürftige im Sinne dieses Buches sind Personen, die wegen einer körperlichen, geistigen oder seelischen Krankheit oder Behinderung für die gewöhnlichen und regelmäßig wiederkehrenden Verrichtungen im Ablauf des täglichen Lebens auf Dauer, voraussichtlich für mindestens 6 Monate, in erheblichem oder höheren Maße (§15) der Hilfe bedürfen.

Wofür steht die Abkürzung PES?

Für eine aktuell bestehende Einschränkung in Form einer aktuellen Pflegediagnose werden ein Problemtitel (P), die das Problem verursachende oder beeinflussende Faktoren (E) und Symptome (S) verwendet. Man spricht von der PES-Struktur.

FRAGEN & ANTWORTEN

Beschreiben Sie due gutachterliche Tätigkeit eines Pflegegutachters im Rahmen der PES-Struktur und der PR-Struktur!

Die gutachterliche Tätigkeit besteht darin, durch Beobachtung, Befragung und körperliche Untersuchung im Rahmen des Pflegeassessments zu ermitteln, ob bei der betreffenden Person eine aktuelle oder potenzielle Einschränkung der Unabhängigkeit bezüglich Aktivitäten des Lebens oder im Umgang mit existenziellen Erfahrungen des Lebens besteht oder droht. Für eine aktuell bestehende Einschränkung in Form einer aktuellen Pflegediagnose werden ein Problemtitel (P), die das Problem verursachende oder beeinflussende Faktoren (E) und Symptome (S) und die Kennzeichen des Problems verwendet (PES-Struktur). Eine drohende Einschränkung wird in Form einer Risiko-Pflegediagnose mit einem Problemtitel (P) und den jeweiligen Risikofaktoren (R) dargestellt.

P	Selbstversorgungsdefizit: Körperpflege	P	Dekubitusgefahr
E	Eingeschränkte körperliche Mobilität	R	Druckeinwirkung (> 1,5 - 2 h)
S	Unfähigkeit sich Rücken und Beine selbständig zu waschen		Inkontinenz Schwerkräfte beim Umlagern

Was verstehen Sie unter dem Begriff „Selbstversorgungsdefizit"?

Ein Selbstversorgungsdefizit ist als ein Zustand beschrieben, in dem ein Individuum durch eingeschränkte motorische oder kognitive Fähigkeiten und Funktionen ein eingeschränktes Vermögen hat, bestimmte Selbstversorgungshandlungen durchzuführen.

Welche verschiedenen Stufen unterscheidet man beim Hilfebedarf?

A = Anleitung

B = Beaufsichtigung

U = Unterstützung

TÜ = Teilweise Übernahme

VÜ = Volle Übernahme

FRAGEN & ANTWORTEN

Wann ist eine Anleitung erforderlich?

Eine Anleitung ist erforderlich, wenn die Pflegeperson bei einer konkreten Verrichtung den Ablauf der einzelnen Handlungsschritte oder den ganzen Handlungsablauf lenken oder demonstrieren muss. Dies kann insbesondere dann erforderlich sein, wenn der Pflegebedürftige trotz vorhandener motorischer Fähigkeiten eine konkrete Verrichtung nicht in einem sinnvollen Ablauf durchführen kann. Zur Anleitung gehört auch die Motivierung des Antragstellers bzw. Pflegebedürftigen zur selbständigen Übernahme der regelmäßig wiederkehrenden Verrichtung des täglichen Lebens.

Was versteht man unter "aktivierender Pflege"?

"Aktivierende Pflege" bedeutet eine Pflegepraxis, die die Selbständigkeit und Unabhängigkeit des Patienten unterstützt. Die Pflege geht dauernd auf die Ressourcen des Patienten ein, so dass dieser unter Beaufsichtigung beziehungsweise Anleitung selbst aktiv sein kann. Sie soll für die Erhaltung beziehungsweise Wiedergewinnung der Selbständigkeit des zu pflegenden Menschen im Rahmen des medizinisch und pflegerisch Notwendigen sorgen.

In wie weit werden auch psychisch Kranke oder geistig Behinderte in der Pflege berücksichtigt?

In den Richtlinien steht:

"Psychisch Kranke und geistig Behinderte sind häufig in der Lage, Maßnahmen ganz oder teilweise durchzuführen. Je nach Fall fehlt die Motivation, fehlt die Einsicht, wird die Maßnahme nicht zielgerichtet durchgeführt, wird die Maßnahme nicht zu Ende geführt, oder die Maßnahme endet in einer Fremd- oder Eigengefährdung."

LITERATURVERZEICHNIS

- Boring, E. G.: „A history of experimental psychology", (Zit. nach Hofstätter, P. R..: Psychologie), Fischer
- Brickenkamp, R.: „Handbuch psychologischer und pädagogischer Tests", Hofgefe
- Creifelds, W.: „Rechtswörterbuch", Beck
- DIN Deutsches Institut für Normung e. V. Berlin: „Veröffentlichungen aus Wissenschaft, Technik, Wirtschaft und Verwaltung"
- Jessnitzer, K.: „Der gerichtliche Sachverständige", Heymanns
- Justizvergütungs- und -entschädigungsgesetz (JVEG)
- Kleinknecht, Th. & L. Meyer-Goßner: „Strafprozessordnung", Beck
- Kühne, A. & B. Zuschlag: „Richtlinien für die Erstellung psychologischer Gutachten", Deutscher Psychologen
- Müller, K.: „Der Sachverständige im gerichtlichen Verfahren – Handbuch des Sachverständigenbeweises", Müller – Juristischer

www.ingramcontent.com/pod-product-compliance
Lightning Source LLC
LaVergne TN
LVHW081132051026
849532LV00010B/3243